바르고 쉽게 관리하는

소아당뇨병

1형 당뇨병 환자와 보호자를 위한 지침서

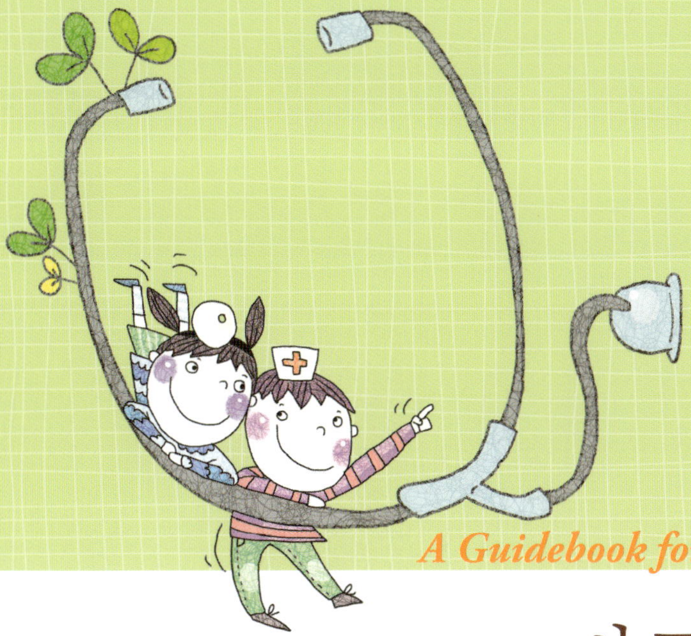

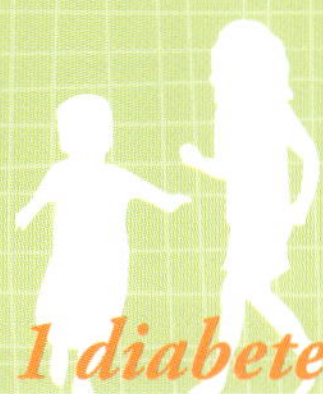

A Guidebook for Type 1 diabetes

바르고 쉽게 관리하는
소아당뇨병

대한소아내분비학회

군자출판사

집필진(가나다 순)

김민선 대한소아내분비학회, 전북대학교병원
김진경 대한소아내분비학회, 대구가톨릭대학교병원
김혜순 대한소아내분비학회, 이화여자대학교목동병원
신영림 대한소아내분비학회, 순천향대학교부천병원
신혜정 대한소아내분비학회, 국립중앙의료원
유재호 대한소아내분비학회, 동아대학교병원
이지은 대한소아내분비학회, 인하대학교병원
정혜림 대한소아내분비학회, 분당서울대학교병원
채현욱 대한소아내분비학회, 강남세브란스병원

도움을 주신 분

식사관리

권미라 대한당뇨병교육영양사회, 서울대학교보라매병원
우미혜 대한당뇨병교육영양사회, 삼성서울병원
조재원 대한당뇨병교육영양사회, 삼성서울병원

혈당검사, 인슐린 주사법

권은경 대한당뇨병교육간호사회, 삼성서울병원
정주연 대한당뇨병교육간호사회, 삼성서울병원

운동

박동호 인하대학교 예술체육학부 생활체육전공

머리말

의학이 눈부시게 발달한 현대에도 당뇨병이란 아직 완치가 없고 평생을 조절하면서 살아야 하는 어려운 병입니다. 한창 꿈을 키우고 학업에 열중해야 할 시기인 소아청소년기에 갑작스레 1형 당뇨병이라고 진단 받게 되면 본인뿐 아니라 전 가족까지도 고통을 받게 됩니다. 이들이 당뇨병과 더불어 살아야 한다면, 당뇨병을 잘 이해하고 능동적으로 관리해 나감으로서 정신적 육체적으로 정상적인 발달을 이루어 정상인과 같은 삶을 누려야 합니다. 그러기 위해서는 당뇨병 관리에 대한 교육이 절실하며 여러 전문가의 의견으로 구성된 교재가 필요합니다.

지금까지는 당뇨병을 가진 소아청소년과 그 부모를 대상으로 하여 각 병원별로 교육 지침서를 사용해 오고 있었는데, 이번에 우리 대한소아내분비학회의 회원들이 공동으로 집필하여 같이 사용할 수 있는 지침서를 발간하게 되어 늦었지만 다행으로 생각합니다.

이 한 권의 책에 1형 당뇨병을 관리하는 모든 것을 망라할 수는 없겠으나, 당뇨병을 가진 소아청소년들과 그 부모님들께서 가장 기본적으로 이해하고 실천해야 될 내용으로 꾸몄습니다. 이 책을 발판으로 소아 및 청소년 당뇨인들이 당뇨병을 잘 관리하여 정상적인 생활을 할 수 있는데 조금이라도 도움이 되었으면 좋겠습니다.

대한소아내분비학회 회장 한 헌 석

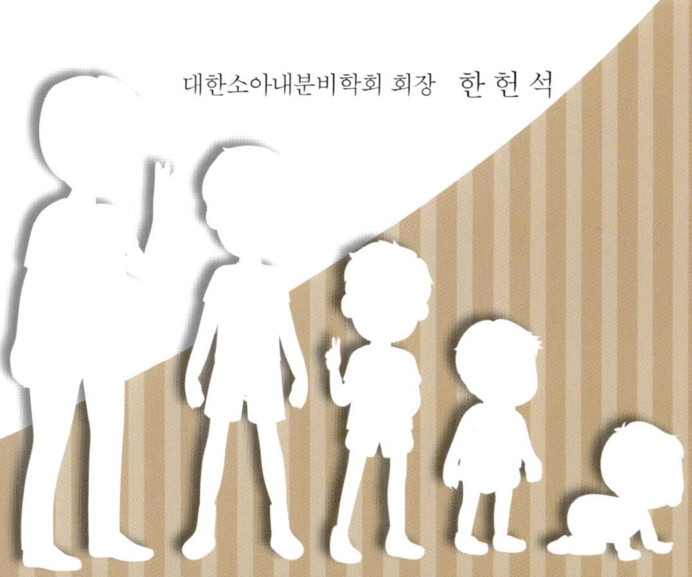

목차

1장

1형 당뇨병 이해하기

당뇨병이란

1) 당뇨병의 종류

당뇨병은 혈액 내에 혈당이 높아져서 당이 소변으로 배출되는 질환입니다. 우리가 음식을 먹으면 음식이 소화되어 탄수화물은 포도당으로, 단백질은 아미노산으로, 지방은 지방산으로 각각 분해되어 우리 몸의 에너지원으로 사용됩니다. 건강한 사람은 음식물 섭취 후 혈당이 증가되면 췌장에서 인슐린이 분비되고, 인슐린에 의해서 포도당은 세포 내로 운반되어 혈당을 일정하게 유지할 수 있습니다. 그러나 췌장세포가 파괴되어 췌장에서 인슐린의 분비가 제대로 되지 않는 경우를 1형 당뇨병이라고 합니다. 반면, 인슐린의 작용에 저항성이 생겨 당뇨병이 되는 경우를 2형 당뇨병이라고 하며, 1형과 2형 당뇨병의 감별 방법은 아래 표와 같습니다.

1형 당뇨병의 발생률은 우리나라에서는 15세 미만 소아청소년 10만 명 당 1.36명으로 일본이나 중국과 비슷하지만, 북유럽의 40명, 미국의 20명 정도에 비하면 발생률이 매우 낮습니다. 1형 당뇨병은 유년기와 청소년기에 가장 많이 발병하기 때문에 '소아당뇨병'이라고도 합니다.

〈1형 당뇨병과 2형 당뇨병〉

	1형 당뇨병	2형 당뇨병
발병연령	주로 20세 이전	주로 40세 이후
발병형태	급속한 발병	서서히 발병
일란성 쌍둥이의 일치율	30 ~ 50%	60 ~ 90%
췌장 인슐린 분비량	없거나 소량	> 50%
췌장도세포 항체검출률	85%	< 5%
인슐린 저항성	거의 없다	많다
주된 치료법	인슐린 주사	혈당 강하 약물 복용

췌장과 인슐린

췌장은 위와 십이지장 사이에 위치한 소화기관으로, 소화효소를 분비하는 췌선과 호르몬을 분비하는 세포들로 구성된 췌도로 이루어져 있습니다. 췌도세포는 알파세포, 베타세포, 델타세포 등으로 이루어져 있으며 이 중에서 베타세포는 혈당조절에 가장 중요한 인슐린 호르몬을 분비합니다. 음식물을 섭취하여 혈당이 높아지면 인슐린이 분비되어 혈액 내의 포도당을 세포 내로 들어가도록 하고 에너지원으로 사용하고 남은 포도당은 간, 근육, 지방조직에 저장되어 혈당을 정상으로 만들게 됩니다.

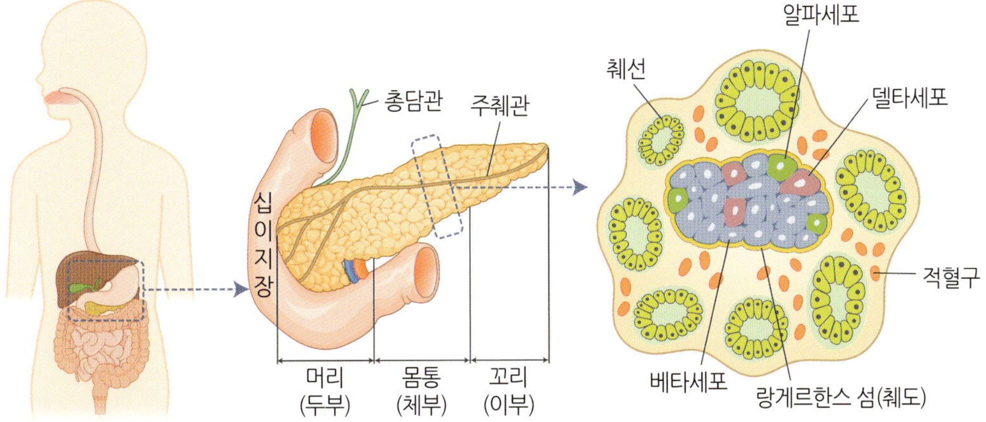

2) 당뇨병의 증상

1형 당뇨병은 췌장의 75% 이상이 파괴되어 인슐린을 분비할 능력이 현저히 감소되었을 때 증상이 나타나게 됩니다. 췌장이 파괴되어 인슐린 분비가 감소되면 혈액의 당을 세포 내로 저장시키지 못하게 되어 고혈당 상태가 되고 다음과 같은 증상을 나타내게 됩니다.

소변양의 증가(다뇨 및 빈뇨)

신체의 노폐물은 신장에 있는 여과장치인 사구체를 통하여 배설되며, 사구체를 통하여 배설된 물질 중에서 전해질이나 포도당은 재흡수 됩니다. 이때 혈당이 180 mg/dL 이상이면 사구체에서 배설된 당이 세뇨관에서 흡수되지 못하고 소변으로 배설됩니다(당뇨). 당뇨로 인하여 소변의 삼투압이 증가하면 많은 양의 물이 소변으로 배출되어 소변량이 증가하게 되고(다뇨), 소변을 자주 보게 됩니다(빈뇨). 어린아이에서는 야뇨증이 나타나기도 하며 소아청소년은 자다가도 소변을 보기 위해 자주 일어나게 됩니다.

당뇨병은 초기에 소변검사에서 당이 검출되는 것으로 확인할 수 있어, 학교 검진에서 시행된 소변 검사로 당뇨병이 진단되기도 합니다.

다음과 다식

당뇨로 인하여 소변량이 증가하게 되면 체내 수분이 부족해져서 갈증이 생기고 이를 보충하기 위해서 많은 양의 물을 마시게 됩니다(다음). 또한 혈액의 당은 높지만, 인슐린 결핍으로 인해 세포 내로 당이 운반되지 않아 에너지를 필요로 하는 세포 내에는 당이 부족하게 됩니다. 당뇨로 인해 많은 양의 당이 소변으로 소실되기 때문에 심한 공복감을 느끼고 많은 양의 음식을 섭취하게 됩니다(다식). 그러나 어린 소아는 오히려 식욕부진을 보이기도 합니다.

체중 감소

많은 양의 음식을 섭취하더라도 소변으로 당이 배설되기 때문에 신체는 에너지를 얻기 위해 지방과 단백질을 분해시켜 체중이 많이 감소합니다.

기타 증상

고혈당임에도 불구하고 인슐린 결핍으로 지방과 근육에 당이 흡수되지 못하여 심한 피로감을 느끼게 됩니다. 그 외에도 성격변화, 시력장애, 학습장애, 두통, 불안, 흉통 등의 증상이 동반될 수 있습니다. 드물게는 화농성피부염이 나타나기도 하며, 여아는 진균성 질염으로 인하여 회음부에 가려움을 호소하기도 합니다. 인슐린이 부족해지면 지방의 분해가 증가되어 혈중에 지방산이 증가하게 됩니다. 지방산은 간에서 대사되면서 케톤산을 만들게 되는데 케톤산이 혈액 내에 급격히 증가하게 되면 케톤산증을 일으키게 됩니다. 1형 당뇨병의 20 ~ 40%가 처음 당뇨병 진단 시 케톤산증을 보입니다. 케톤산증이 심해지면 호흡이 빨라지고 답답함을 느끼며 복통, 구토를 보이다가 심해지면 의식저하가 발생할 수 있고, 더 진행될 경우 사망할 수도 있습니다.

3) 당뇨병의 진단

다음, 다뇨, 다식, 체중감소 등의 주증상이 있으면서 하루 중 어느 때라도 측정한 혈당이 200 mg/dL 이상인 경우에 당뇨병으로 진단됩니다. 당뇨병 증상이 없는 경우에는 8시간 공복 혈당이 126 mg/dL 이상이거나, 경구 당부하검사 시 2시간 후 혈당이 200 mg/dL 이상이면 당뇨병으로 진단할 수 있습니다. 당화혈색소가 6.5% 이상인 경우에도 당뇨병으로 진단할 수 있습니다.

정상 공복혈당은 100 mg/dL 미만이며 공복혈당이 100 ~ 125 mg/dL인 경우를 공복혈당 장애라 하고, 경구 당부하검사에서 2시간 후 혈당이 140 ~ 199 mg/dL인 경우를 내당능 장애라고 합니다. 공복혈당 장애와 내당능 장애는 당뇨병 전단계라고도 합니다.

〈당뇨병 진단기준표〉

		공복혈당(mg/dL)	경구 당부하 검사 후 2시간 혈당(mg/dL)	당화혈색소 (%)
정상		<100	<140	<5.7
당뇨병 전단계	공복혈당 장애	100 ~ 125	-	5.7 ~ 6.4
	내당능 장애	-	140 ~ 199	
당뇨병		≧126	≧ 200	≧ 6.5

* 경부 당부하 검사란 포도당액을 마시고 2시간 후의 혈당을 측정하는 검사입니다.

1형 당뇨병이란

1) 1형 당뇨병의 원인

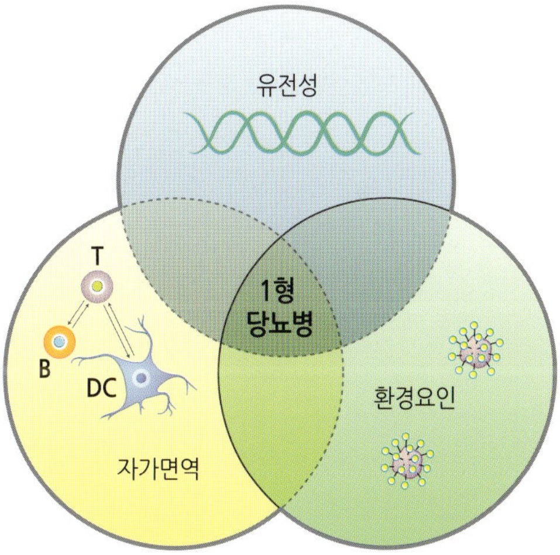

1형 당뇨병은 당뇨병의 유전적 요인을 가진 사람이 환경적 요인에 의해 유발된 자가면역 반응에 의해 췌장의 베타 세포가 파괴되어 더 이상 인슐린을 분비할 수 없게 되어 발생합니다.

1형 당뇨병은 아버지가 당뇨병인 경우 자녀의 4 ~ 6%, 어머니가 당뇨병인 경우 자녀의 2 ~ 3%에서 발생합니다. 일란성 쌍생아의 경우 한명이 1형 당뇨병이 발생했을 경우 다른 형제는 30 ~ 50%에서 발생한다는 것은 당뇨병의 유전성을 의미합니다.

1형 당뇨병의 유전적 소인은 하나의 유전자에 의해 결정되는 것이 아니라 여러 유전자들이 관여하는 것으로 알려져 있습니다. 특히 6번 염색체에 위치한 조직적합항원(Human Leukocyte Antigen, HLA) 유전자 부위가 1형 당뇨병 발병과 밀접한 연관성이 있습니다. HLA-DR3와 HLA-DR4 유전자를 가진 사람에서 당뇨병이 많이 발병되며, 반면 HLA-DR2 유전자를 가진 사람에서는 당뇨병의 발생이 적습니다. 그외 다른 부위에서도 당뇨병을 일으키는 유전자가 많이 발견되고 있습니다. 1형 당뇨병 발병에 취약한 유전자를 가진 사람은 살아가는 동안 다양한 환경적인 요인에 의해서 당뇨병이 유발될 수 있습니다. 예를 들면 수두, 풍진, 볼거리 등을 일으키는 바이러스에 감염되면 췌도세포에 염증이 생기고 결국 췌도세포가 파괴됩니다. 이때 세포면역을 일으키는 T 림프구가 손상된 자신의 췌도세포를 이물질로 잘못 인식하여, 공격하는 자가면역 작용이 유발되어 자신의 베타세포를 파괴하게 됩니다. 따라서 당뇨병 증상이 나타나기 수개월에서 수년전에 췌도세포 항체가 확인 될 수 있으며, 1형 당뇨병으로 진단된 환자들의 80 ~ 90%에서 췌도세포 자가항체가 발견됩니다. 그러므로 1형 당뇨병은 당뇨병의 유전적 요인을 가진 사람이 환경적 요인에 의해 유발된 자가면역 반응에 의해 췌장의 베타세포가 파괴되어 더 이상 인슐린을 분비할 수 없게 되어 발생합니다.

이 같은 바이러스 감염 이외에도 사춘기, 환경공해물질, 정신적 스트레스 등도 발병 요인으로 작용합니다.

2) 1형 당뇨병의 진단

1형 당뇨병의 진단은 혈당이 당뇨병 진단의 기준에 맞으면서 인슐린의 분비가 감소하고 췌도세포 또는 인슐린에 대한 자가항체가 있을 때 진단을 합니다. 대부분은 처음 진단 시 1형 당뇨병인지 2형 당뇨병인지를 알 수 있으나, 1형 당뇨병과 2형 당뇨병은 공통된 부분도 있어 처음 진단 시 1형인지 2형인지가 확실하지 않아서 수년이 경과된 후에야 당뇨병의 종류를 알 수 있게 되는 경우도 있습니다.

3) 1형 당뇨병의 자연경과

(1) 당뇨병 발병 이전시기

당뇨병의 전형적인 증상이 나타나기 전, 수개월에서 수년간을 의미하며, 혈액 내에서 췌장 베타세포에 대한 자가항체가 나타나는 시기입니다. 당뇨병에 취약한 사람이 바이러스 감염, 사춘기, 체중증가 및 스트레스 등의 환경적인 요인에 의해 자극을 받으면 자가면역 반응이 일어나서 췌도세포의 파괴가 서서히 진행되는 시기입니다.

(2) 당뇨병 발병 초기

췌장 베타세포의 75% 가량이 파괴되어 인슐린 분비가 감소하여 혈당이 증가되고 서서히 당뇨병 증상이 나타나는 시기입니다. 당뇨병의 전형적인 증상인 다음, 다뇨, 다식, 체중감소 등의 증상이 2 ~ 6주 정도 나타나서 당뇨병으로 진단받게 됩니다. 하지만 20 ~ 40%의 소아에서는 이런 증상이 있어도 당뇨병을 의심하지 못하여, 결국 심한 인슐린 부족에 의해 케톤증이 발생되어 복통, 탈수 및 의식저하가 나타나 응급실을 방문하여 당뇨병으로 진단되기도 합니다.

(3) 당뇨병의 밀월기(허니문기)

밀월기란 당뇨병 진단 후 인슐린 치료를 시작하게 되면서 혈당이 정상화되어 췌장의 기능이 어느 정도 회복되고 인슐린의 분비가 증가되어 한시적으로 인슐린 주사의 필요량이 줄어드는 시기를 말합니다. 당뇨병 환아의 약 80%가 밀월기를 경험하게 되며, 밀월기에는 하루 체중당 0.5단위 이하의 인슐린 주사를 맞아도 적절한 혈당 수치를 유지할 수 있고 당화혈색소가 7% 이하가 됩니다. 밀월기는 인슐린 치료를 시작한지 수일에서 수주내에 시작되어 수주에서 수개월까지 지속될 수 있습니다.

밀월기 동안 인슐린 주사를 투여하지 않아도 혈당조절이 양호한 경우 계속 인슐린을 투여할지에 대해서는 약간의 논란이 있지만, 소량의 인슐린을 계속 주사하여야 췌장의 기능을 오랫동안 유지할 수 있다고 합니다.

밀월기는 한시적이며, 이 시기가 끝나면 인슐린 요구량이 서서히 증가하면서 영구적인 당뇨병 시기가 시작되므로 이 시기에 당뇨병이 완전히 나았다고 생각하고 관리를 소홀히 해서는 안 됩니다.

(4) 영구적 당뇨병 시기

영구적 당뇨병 시기는 1형 당뇨병의 경과 중 마지막 단계로, 췌도세포의 기능이 점진적으로 감소하여 췌장에서 인슐린이 거의 분비되지 않게 되는 시기로 혈당을 조절하기 위해서 인슐린 주사가 반드시 필요합니다.

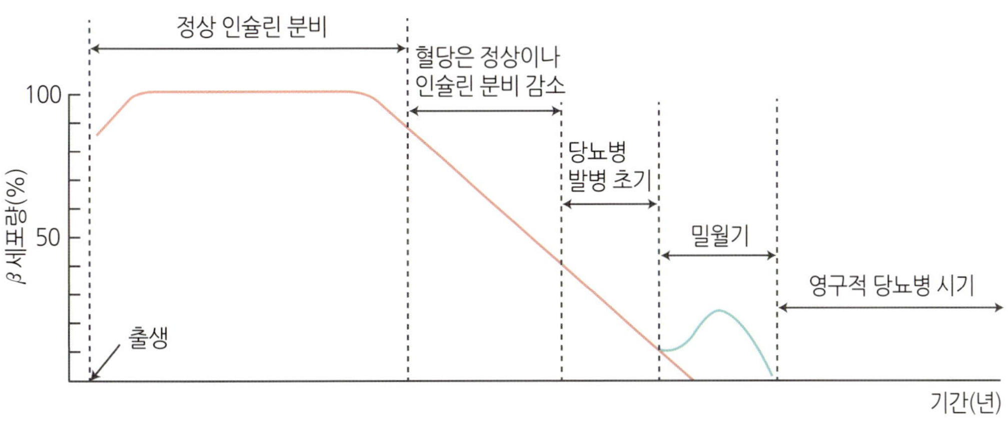

〈당뇨병의 경과〉

좀 더 알아봅시다

- 2형 당뇨병은 인슐린 분비는 정상이지만 비만이나 유전 등에 의하여 인슐린이 조직이나 세포에 작용하지 못하는 저항성으로 고혈당이 발생하는 당뇨병을 말합니다. 주로 성인에서 많이 발병하여 성인형 당뇨병이라고도 합니다.
- 2형 당뇨병은 주로 40대 이후에 발병하지만 최근에는 서구화된 식습관으로 소아청소년 비만이 급속히 증가하면서 비만 소아청소년에서 2형 당뇨병의 발병이 증가하고 있습니다. 일반적으로 자가면역질환과는 관련이 없고 유전적 성향이 강하여 가족 중에 당뇨병이 있는 경우가 많습니다.
- 1형 당뇨병과는 달리 인슐린 치료가 반드시 필요하지는 않기 때문에 인슐린 비의존성 당뇨병이라고도 합니다. 치료는 식이요법 및 운동요법과 함께 경구 혈당 강하제를 복용하면 되지만 고혈당이 심할 경우는 처음부터 인슐린 치료가 필요하기도 합니다.

우리 몸의 혈당 조절

혈당은 혈액 속에 함유되어 있는 포도당의 농도를 말하는데, 사람의 몸이 건강하기 위해서는 혈당이 정상 범위로 유지되어야 합니다. 우리가 음식물을 섭취하면 탄수화물은 포도당으로 흡수되어 혈당이 올라가게 되고, 그러면 췌장에서는 인슐린이 분비되기 시작합니다.

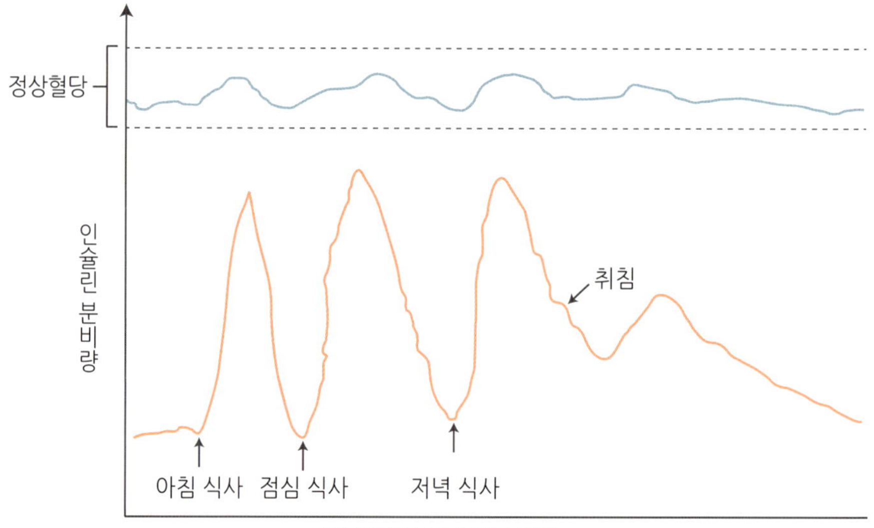

〈정상적인 인슐린 분비〉

인슐린은 포도당이 혈액에서 우리 몸의 세포로 들어가는데 열쇠와 같은 역할을 합니다. 인슐린에 의해 혈액에서 세포로 들어간 포도당은 세포의 에너지로 사용되고, 혈액의 포도당은 감소되어 일정한 혈당 수치를 유지할 수 있습니다. 또한 인슐린은 포도당을 간과 근육에 글리코겐 형태로 저장하거나 지방 조직에 저장하도록 도와줍니다.

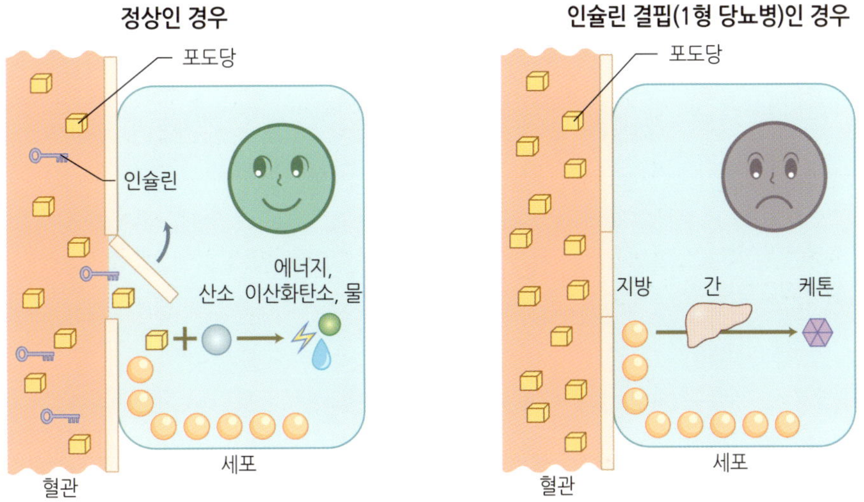

· 인슐린은 세포에서 열쇠의 역할을 하여 포도당이 세포 안으로 들어가도록 합니다.
· 포도당은 산소와 결합하여 에너지와 이산화탄소, 물 등을 만듭니다.

· 인슐린이 결핍되면 포도당은 세포내로 들어갈 수 없습니다.
· 그러면 지방이 간에서 케톤으로 바뀌게 되어 몸에 축적됩니다.

〈인슐린의 역할〉

그러나 공복이 지속되어 혈당이 떨어질 때는 혈당을 감소시키는 인슐린의 분비는 저하되고 반면에 혈당을 상승시키는 호르몬인 글루카곤, 아드레날린, 부신호르몬, 성장호르몬 등이 증가되어 혈당이 일정 농도로 유지될 수 있도록 도와줍니다. 이러한 혈당을 올리는 호르몬을 인슐린에 대한 길항호르몬이라고 합니다.

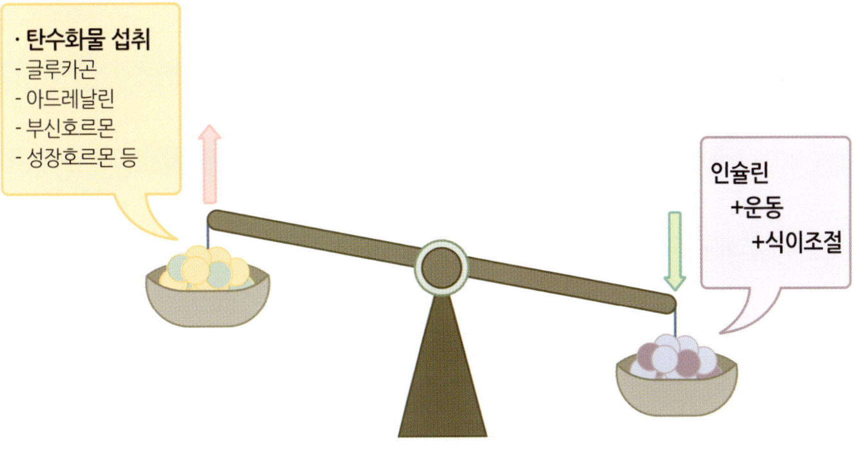

〈혈당의 조절〉

1형 당뇨병 관리 원칙

당뇨병 진단을 받게 되면 왜 이런 병이 걸렸을까 처음에는 화가 나기도 하고, 자신이나 부모의 잘못인 것 같아 죄책감을 느끼기도 하고, 치료가 잘 되지 않을 것 같은 두려움을 느끼기도 합니다. 그러나 당뇨병이 왜 생기는지, 치료는 어떻게 하는지, 합병증은 무엇인지, 어떻게 예방할 수 있는지를 본인과 가족들이 잘 알게 되면 이러한 부정적인 감정을 줄일 수 있습니다. 1형 당뇨병은 현재까지 완치 가능한 병이라기보다 지속적으로 잘 관리해야 하는 병입니다. 아는 것이 힘이라는 말이 있듯이 당뇨병에 대하여 제대로 아는 것이 당뇨병 관리의 첫 걸음입니다.

성인에서 흔히 발생하는 2형 당뇨병은 식사 조절과 운동으로 조절이 되는 경우가 있으나, 소아당뇨병인 1형 당뇨병은 인슐린이 절대적으로 결핍된 상태이기 때문에 식사 조절과 운동만으로는 치료를 할 수 없습니다. 또한 같은 1형 당뇨병이라도 성장이 끝난 성인과 신체가 성장하는 과정에 있는 소아 및 청소년에서의 치료는 차이가 있습니다. 1형 당뇨병의 치료는 인슐린 주사, 식이요법과 규칙적인 운동이 조화를 이루어야 합니다. 그러기 위해서는 본인 뿐만 아니라 부모님과 형제자매, 선생님, 친구들의 도움도 필요합니다. 세심한 당뇨병의 관리가 이루어진다면 당뇨병이 있더라도 건강한 삶을 누릴 수 있습니다.

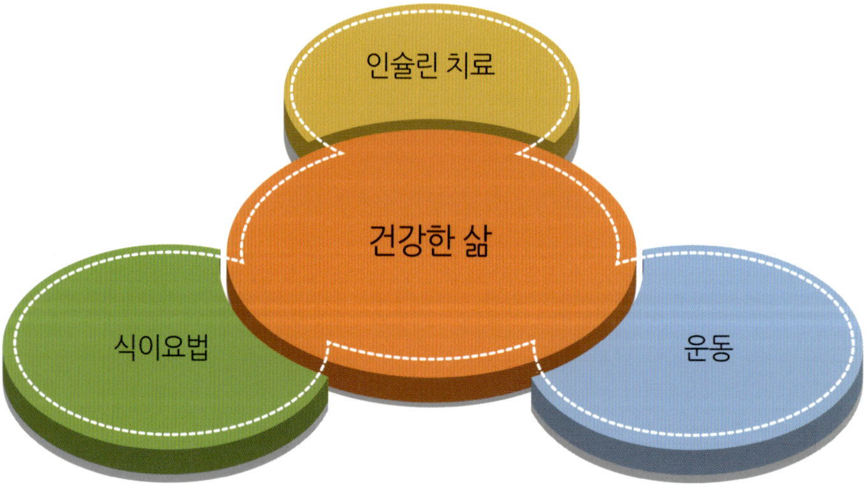

2장

혈당검사와 인슐린 주사

혈당 검사

혈당조절을 확인하는 과정은 당뇨병을 관리하는데 중요합니다. 정기적인 혈당 검사를 통해 현재 자신의 상태를 정확히 파악하고 합리적인 혈당 목표를 설정할 수 있습니다.

1) 자가 혈당 검사

자가 혈당 검사는 현재의 혈당 수치를 바로 알 수 있습니다. 자가 혈당 검사는 소량의 말초 혈액을 사용하여 자가 혈당 측정기로 현재의 혈당을 측정할 수 있는 검사 방법으로 혈당 검사를 통해 음식 섭취량, 운동량, 인슐린 투여 용량을 결정하는데 도움이 됩니다.

2) 당화혈색소(헤모글로빈 A_{1C} ; HbA_{1C}) 검사

당화혈색소는 혈액 내의 적혈구 속에 있는 혈색소에 당이 결합된 정도를 나타내는 것입니다. 혈당이 높을수록 당이 혈색소와 더 많이 결합하게 되고 이를 전체 혈색소의 양에서 어느 정도 분포하는지 퍼센트(%)로 표시합니다. 적혈구는 수명이 약 120일이므로 당화혈색소는 최근 2 ~ 3개월의 평균 혈당을 반영하게 됩니다. 정상 범위는 4 ~ 6% 정도입니다. 당뇨병의 조절과 합병증을 연구한 DCCT(Diabetes Control and Complications Trial)의 연구 결과는 당화혈색소를 낮게 유지하는 것이 만성 혈관합병증의 빈도를 감소시킨다는 것을 보여주었습니다. 당화혈색소 1% 증가는 평균 혈당 30 mg/dL의 증가를 의미합니다. 당화혈색소 검사의 횟수는 나이나 혈당 조절 상태에 따라 달라질 수 있으나 일반적으로 1년에 3 ~ 6회 측정할 것을 권유합니다.

〈당화혈색소와 혈당〉

당화 혈색소(%)	평균 혈당(mg/dL)
12	298
11	269
10	240
9	212
8	183
7	154
6	126

3) 목표 혈당과 목표 당화혈색소

당뇨병 관리를 잘 하면서 건강하게 생활할 수 있는 목표 혈당은 연령별로 차이가 있으며, 특히 5세 미만의 영유아에서는 100 mg/dL 이상으로 유지하여 저혈당을 예방하여야 합니다.

심각한 저혈당을 경험했거나 저혈당 불감증이 있는 경우 목표 혈당을 조금 높게 유지합니다. 또한 나이, 진단받은 기간, 혈당 조절 정도에 따라 목표 혈당은 달라질 수 있으며 자신의 목표 혈당을 정확히 알기 위해서는 의료진과 상의하도록 합니다.

〈연령별 목표 혈당〉

나이	목표 식전 혈당(mg/dL)	한달 평균 혈당(mg/dL)	목표 당화혈색소(HbA_{1C})(%)
5세 미만	100 ~ 200	180 ~ 250	7.5 ~ 9.0
5세 ~ 11세	80 ~ 150	150 ~ 200	6.5 ~ 8.0
12세 ~ 15세	80 ~ 130	120 ~ 180	6.0 ~ 7.5
16세 ~ 18세	70 ~ 120	100 ~ 150	5.5 ~ 7.0

4) 자가 혈당 검사의 방법

혈당을 언제든지 스스로 검사함으로써 음식과 활동량, 그리고 인슐린 투여가 혈당에 어떻게 영향을 미치는지 알 수 있습니다. 혈당검사 결과를 수첩에 기록하고 병원을 방문할 때 항상 가지고 옵니다. 이러한 기록은 의료진과 함께 혈당을 분석할 때 매우 중요합니다.

(1) 자가 혈당 검사의 횟수

목표 혈당을 유지하기 위해서 아침 식전과 취침 전을 포함해서 하루 4 ~ 6회 이상 검사할 것을 권유합니다. 실제로 자가 혈당 검사의 횟수가 많을수록 혈당조절이 잘 된다는 연구결과가 많습니다. 자가 혈당 검사는 보통 식사 전과 취침 전에 하고, 필요하면 식사 후 1.5 ~ 2시간, 새벽 2 ~ 3시에도 하는 것이 좋습니다. 특정 시간대의 혈당이 목표범위에서 벗어난 경우 그 원인을 분석하고 노력해서 목표범위로 다시 들어갈 때까지 지속적으로 검사하도록 합니다.

추가로 혈당 검사가 필요한 경우는 저혈당 증상을 느낄 때, 아플 때(최소 4시간 간격), 운동 직전과 직후, 스트레스가 심할 때, 평소보다 과식을 했을 때 등입니다. 낮 동안 활동량이 많았거나 낮에 저혈당이 심했던 경우, 평소보다 저녁 식사량이 적었던 경우, 저녁에 추가 인슐린을 사용하였을 경우, 자기 전에 저혈당이 있었던 경우에는 새벽(2 ~ 3시)에 혈당검사를 시행하도록 합니다.

(2) 혈당검사를 위한 준비물

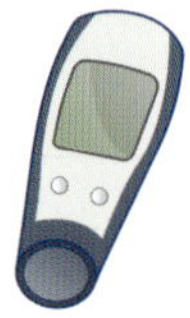

혈당측정기

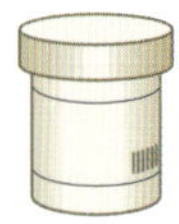

혈당시험지(스트립)

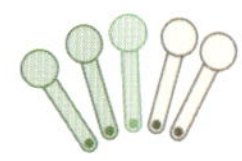

채혈침

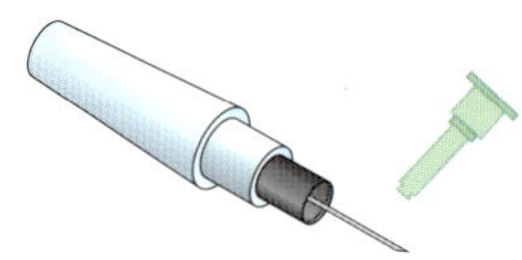

채혈침을 장착하는 채혈기

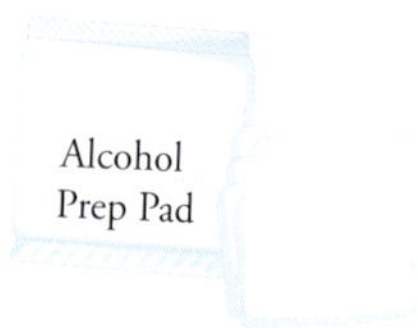

1회용 알코올솜

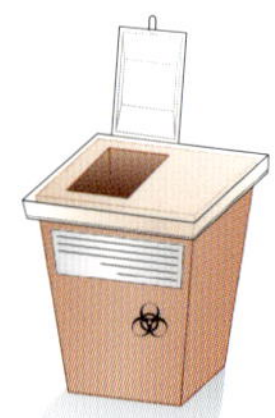

채혈침을 버리기 위한 통

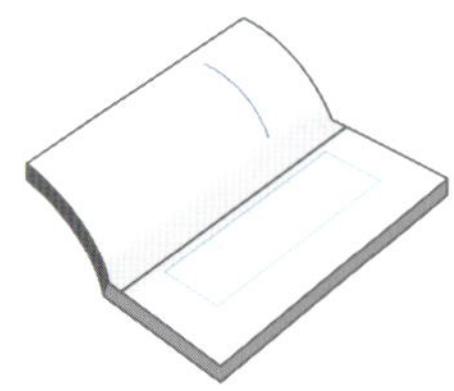

혈당 검사 결과 기록지
(예 : 당뇨병 관리 수첩)

- **자가 혈당측정기** : 현재 다양한 혈당측정기가 판매되고 있어 구입할 때에는 사전에 의료진과 상의하는 것이 좋습니다. 혈당측정기 구입 시 고려 사항은 다음과 같습니다.

- ☑ 결과의 정확성과 신뢰성
- ☑ 사용 편리성(크기, 코드보정, 사용절차, 소요시간, 건전지 교환방법 등)
- ☑ 기계의 성능(저장 기능, 경보기능, 전송기능 등)
- ☑ 필요한 혈액량과 측정 부위(보통 0.3 ~ 1 μL 필요, 손가락 외 다른 부위 가능 여부)
- ☑ 혈당시험지 비용 <부록. 건강보험 1형 당뇨병환자 시험지 지원 참조>
- ☑ 혈당시험지 구입 용이성
- ☑ 혈당시험지 유효기간 확인(개봉 후 3개월 이내 사용)
- ☑ 제품의 A/S 기간 및 서비스 품질 확인

- **채혈기와 채혈침** : 채혈기는 소모품은 아니지만, 다양한 종류의 제품들이 있습니다. 통증을 줄이기 위해서 손가락 끝이 아닌 허벅지, 팔 등의 다른 부위에서 채혈할 수 있는 진공 채혈기나 레이저 채혈기 및 피부 상태에 맞추어 찌르는 깊이를 조절할 수 있는 채혈기 등이 있습니다. 채혈침은 1회용을 원칙으로 합니다. 동일한 채혈침을 여러 번 사용할 경우 감염의 위험성이 있으며 채혈침 끝이 마모되어 통증을 심하게 유발할 수 있습니다.

- **혈당시험지(스트립)** : 혈당시험지는 측정기에 따라 다르므로 해당 측정기에 맞는 것으로 구입해야 합니다. 이때 본인이 사용하는 혈당측정기의 회사와 기기명을 알고 있어야 합니다. 혈당시험지는 습기와 온도에 따라 변질될 수 있으므로 뚜껑을 닫아서 상온의 건조한 장소에서 보관하도록 합니다.
- **소독솜** : 솜과 알코올을 따로 구매하는 경우, 미생물 감염을 줄이기 위하여 멸균을 반드시 확인하고 매일 관리해 주어야 하는 번거로움이 있으므로 1회용으로 포장된 알코올 솜을 사용할 것을 권유합니다. 알코올 솜을 습관적으로 사용하면 피부가 건조하고 거칠어지므로 손을 씻지 못할 때 사용합니다.
- **검사 결과 기록지(혈당수첩)**

(3) 자가 혈당 검사의 순서

혈당 측정기와 채혈기의 경우 각각의 기기에 따라 사용방법이 조금씩 다르기 때문에 설명서를 자세히 읽고 사용해야 하며, 혈당검사를 하기 전에 당뇨 교육 전문가에게 자가 혈당 검사에 대한 교육을 받도록 합니다.

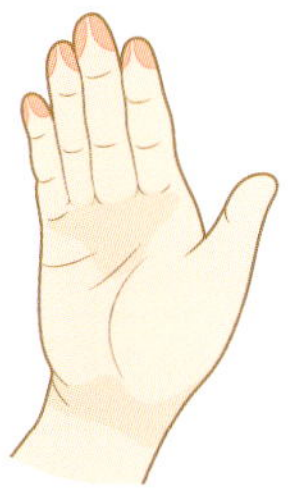

① 비누를 이용하여 따뜻한 물로 손을 깨끗이 씻고 말립니다. 만일 손을 씻을 수 없다면, 알코올 솜으로 채혈할 부위를 소독하고 완전히 말립니다.

② 채혈침을 채혈기에 장착시키고 자신에게 적당한 깊이로 조절합니다. 소아의 경우 보통 1단계 이하로 가능합니다.

③ 손가락의 채혈 부위를 선택합니다. 항상 같은 손가락을 사용하지 말고 가능한 돌아가면서 채혈합니다. 손가락 끝 중앙보다 양 측면이 덜 아프고 멍이 적게 듭니다.

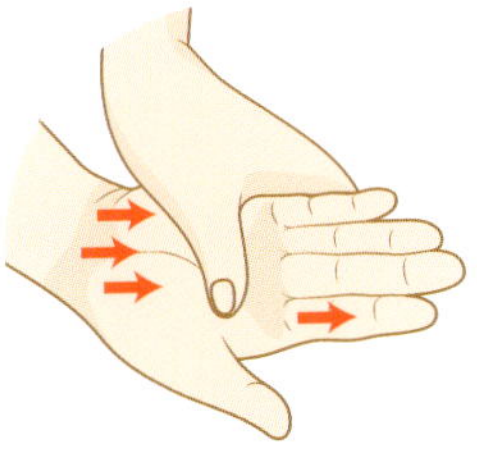

④ 혈당시험지(스트립)를 혈당측정기에 꽂아 준비합니다.

⑤ 손을 약 10 ~ 15초 동안 심장 아래로 떨군 후에 다른 손으로 검사할 손의 손목부터 손가락 끝 방향으로 부드럽게 눌러 주면서 혈액이 모이도록 합니다. 채혈부위에 채혈침 입구를 밀착시키고 버튼을 눌러 채혈합니다.

⑥ 혈액이 알맞은 크기가 될 때까지 손가락을 부드럽게 눌러 혈당시험지(스트립) 흡입구에 혈액을 묻힙니다.

⑦ 결과가 나올 때까지 기다린 후 수치를 확인하고 혈당 기록지에 기록합니다.

좀 더 알아봅시다

- 환자의 나이와 능력에 따라 다르지만 정확한 검사 기술을 습득할 수 있고, 바늘 깊이를 조절하고, 혈당 결과를 이해한다면 스스로 검사할 수 있게 합니다. 처음엔 다소 힘들더라도 검사 시에 본인이 직접 할 수 있도록 도와줍니다. 어린 아이들도 손가락을 선택하거나 혈당측정시험지를 꺼내는 과정은 스스로 할 수 있으니 본인의 혈당에 관심을 가지고 참여시키는 것이 좋습니다.
- 혈당이 "좋다"거나 "나쁘다"라고 표현하지 말고, "정상범위다"라거나 "정상범위를 벗어났다"라고 표현하거나, "높다, 낮다"라고 말하도록 합니다.
- 예측한 것과 다르게 혈당 수치가 너무 높거나 낮게 나오면 검사를 다시 해서 확인합니다.
- 일부 검사기기는 손가락이 아닌 팔이나 손바닥 등 다른 부위에서 검사할 수도 있습니다. 그러나 만약 이곳에서 검사한 혈당이 낮다면 손가락에서 다시 검사를 해보는 것이 좋습니다.

5) 혈당 기록

(1) 혈당 기록의 목적

혈당 기록은 혈당이 어떤 양상으로 변하는지 보여줍니다. 혈당 수치를 적어 놓을 때 특별한 사항이 있으면 함께 기록하도록 합니다(예를 들어 "점심에 피자" 또는 "농구 1시간" 등). 혈당 기록은 인슐린 투여량, 음식 섭취량, 운동량, 그 외 생활습관에 따른 혈당 변화를 이해하여 혈당 조절을 좀 더 잘 할 수 있도록 도와줍니다. 뿐만 아니라 이러한 기록을 통해 당뇨 교육 전문가들과 적절한 조절 방법을 상의 할 수 있습니다.

(2) 혈당 기록의 방법

검사 날짜와 시간, 해당 혈당수치 외에 다음 것들에 대해서 함께 기록합니다.

- **음식 :** 피자, 아이스크림, 바나나, 쿠키, 우유 외 탄수화물, 단백질, 지방이 많이 들어있는 음식들 또는 계획되지 않은 식사나 간식을 했을 때
- **인슐린 :** 종류, 얼마나, 언제 주사하였는지?
- **운동 :** 계획되지 않은 운동을 하였을 때, 축구나 농구와 같은 고강도 운동을 하였을 때, 체육 시간이 취소되었을 때
- **심리적 상태 :** 어려운 시험, 연극 공연을 할 때, 긴장감, 불안감, 좋은 일 또는 나쁜 일로 흥분 될 때 등

- **아픈 날과 투약** : 감기나 장염 같은 질환에 걸렸을 때, 인슐린 외 다른 약을 복용하였을 때
- **그 외 사회적 활동** : 생일파티, 외식, 방학, 여행 등

① 다양한 혈당 기록 방법

혈당 기록은 다양한 방법으로 할 수 있습니다. 자신의 취향과 일상생활에 적당한 방법을 찾는 것이 중요합니다. 즉, 쉽게 할 수 있고 잊지 않을 수 있는 방법을 선택하여 기록하도록 합니다.

가) 당뇨수첩

종이와 연필을 사용하는 고전적인 방법으로 병원에서 당뇨수첩을 얻거나 또는 스스로 공책과 스티커, 색종이와 색연필 등으로 예쁘게 꾸밀 수 있습니다. 이 때 날짜, 시간, 음식, 인슐린 양, 운동, 혈당 기록을 적는 칸을 만들어야 합니다.

혈당을 검사한 후에 바로 기록하는 것이 좋지만 상황이 여의치 않으면 측정기에 저장된 기록을 이용하여 하루에 한번 수첩에 기록하고 분석하는 시간을 만들도록 합니다.

나) 컴퓨터나 스마트폰을 이용하여 저장하는 방법

컴퓨터 파일에 혈당 기록을 매일 입력하여 저장합니다. 만약 며칠간 컴퓨터를 사용할 수 없다면 일단 공책에 기록하고 나중에 그것을 컴퓨터에 입력하도록 합니다. 최근에는 스마트폰과 연동되는 혈당기들도 있습니다.

② 기타 혈당을 기록할 때 유의점

- 고혈당과 저혈당의 패턴을 관찰합니다. 만약 자주 저혈당이나 고혈당이 생기면 의료진에게 알리도록 합니다.
- 어린이가 혼자 혈당 검사를 할 수 있더라도 부모님께서 혈당 기록에 관심을 가지는 것이 좋습니다.
- 병원에 방문할 때 수첩(기록지)을 꼭 가지고 오도록 합니다.
- 혈당이 너무 낮거나 높을 때 흥분하지 않고, 단지 혈당 기록은 인슐린을 조절하거나 고혈당과 저혈당을 예방하며 인슐린 용량 및 식사와 운동을 조절하기 위한 자료로 생각하도록 합니다.
- 혈당기록지를 이용하면 혈당 조절에 대한 의문점을 해결할 수 있습니다. 예를 들어 "왜 매일 밤 12시마다 저혈당이 생기는가?", "왜 축구나 농구를 할 때 경우에 따라 혈당이 낮아지기도 하고 높아지기도 하는가?", "햄버거를 먹을 때 얼마나 많은 인슐린이 필요한가?", "왜 주말 아침에는 혈당이 떨어지는데 주중은 괜찮은가?"와 같은 의문점이 생겼을 때 혈당 검사 기록에 대한 정보를 모으면 의료진이 함께 이런 의문점을 해결하는데 사용할 수 있습니다.

- 혈당 검사 기록을 두려워하지 말아야 합니다. 혈당 검사를 하는 것은 결코 시험을 보는 것이 아닙니다.
- 제대로 모든 것을 잘 해 나간다고 생각해도 혈당이 들쑥날쑥 할 수 있습니다. 사춘기가 시작되면 여러 호르몬의 작용으로 인해 혈당 조절이 잘 안될 수 있습니다. 신체가 성장함에 따라 조절이 달라지게 되며 인슐린 용량, 탄수화물 양과 운동량이 계속 변할 수 있습니다.
- 혈당이 너무 높거나 낮으면 자기가 좋아하는 대로 숫자를 적고 싶은 유혹이 들 수도 있습니다. 그러나 정확한 혈당 수치를 의료진이 알지 못한다면 혈당을 잘 조절하도록 도와줄 수 없기 때문에 솔직하게 수치를 기록하는 것이 무엇보다 중요합니다.

6) 기타 검사방법

(1) 연속혈당측정기(Continuous Glucose Monitoring System; CGMS)

연속혈당측정기는 피하감지장치를 통해서 3일 이상 매 1 ~ 20분 간격으로 간질액의 당수치를 측정하여 기록되는 장치입니다. 피하 조직 안에 작은 플라스틱 관으로 된 감지기를 삽입하여 혈당을 측정하고 저장된 자료를 컴퓨터로 연결하여 혈당의 변화를 볼 수 있습니다. 연속적인 혈당 변화의 패턴을 관찰하여 혈당조절 계획을 세우는데 여러 정보를 줄 수 있습니다. 특히 저혈당 불감증 환자의 저혈당 시간과 정도를 발견할 수 있어 저혈당 예방에도 도움이 됩니다. 최근에는 무선으로 되어 있고 실시간으로 혈당을 체크하여 보여주는 연속혈당측정기(Real-Time CGM; RT-CGM)가 이용되고 있습니다. 실시간 연속혈당측정기는 실시간으로 혈당 수치를 확인할 수 있을 뿐 아니라 미리 지정해 둔 혈당 범위보다 낮아지거나 높아지면 경보음이 울리도록 할 수 있습니다. 하지만 개인적으로 구입하기에는 경제적인 부담이 있습니다.

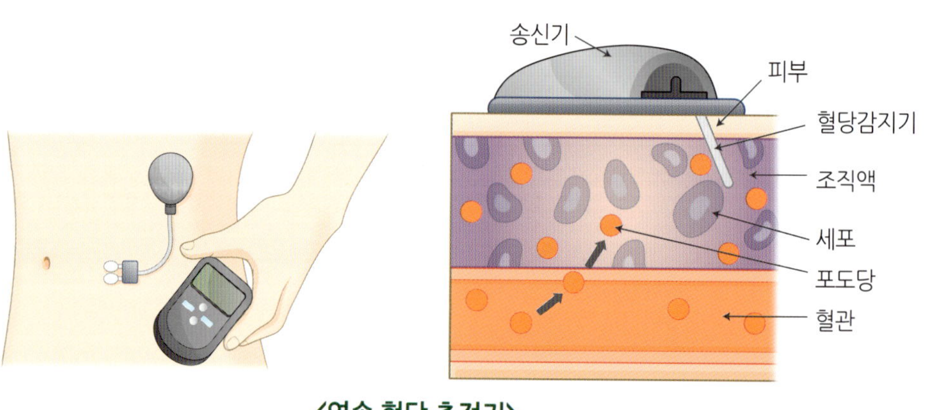

〈연속 혈당 측정기〉

(2) 케톤 검사

인슐린이 부족하면 포도당이 이용되지 못해 혈당은 높아지고 우리 몸의 에너지는 부족해져 포도당 대신 지방을 에너지원으로 사용하게 됩니다. 지방이 분해되면서 생기는 물질이 케톤입니다. 케톤 검사는 소변 혹은 혈액을 이용해 확인 할 수 있습니다. 다음의 경우에는 케톤 검사를 시행하도록 합니다.

- 열 또는 구토를 동반한 질환이 있을 때
- 아플 때 혈당이 250 mg/dL 이상이거나, 지속적으로 혈당이 250 mg/dL 이상인 경우
- 혈당이 높으면서 소변 양이 많아질 때
- 복통과 빠른 호흡을 보일 때
- 인슐린 주사를 맞지 않은 경우

인슐린

인슐린 투여는 기본적으로 건강한 사람에서 분비되는 인슐린의 양상과 가장 비슷하게 하는 것입니다. 췌장에서 분비되는 인슐린은 혈당에 따라 분비되는 양이 결정되고, 혈당은 음식 섭취와 운동, 스트레스 등에 의해 영향을 받습니다. 따라서 어느 한 종류의 인슐린만으로는 혈당을 조절하기가 어렵습니다.

1) 인슐린의 종류

(1) 용기에 따른 종류

인슐린은 10 mL의 용액이 병에 들어있는 병형과 3 mL의 용액이 펜처럼 생긴 장치에 끼워져 있는 펜형이 있습니다. 물의 양을 이야기 할 때 10 mL, 20 mL라고 하는 것처럼 인슐린의 용량은 1단위, 2단위, 즉 '단위'라고 부릅니다. 시판되는 인슐린은 모두 1 mL에 100단위가 들어 있습니다.

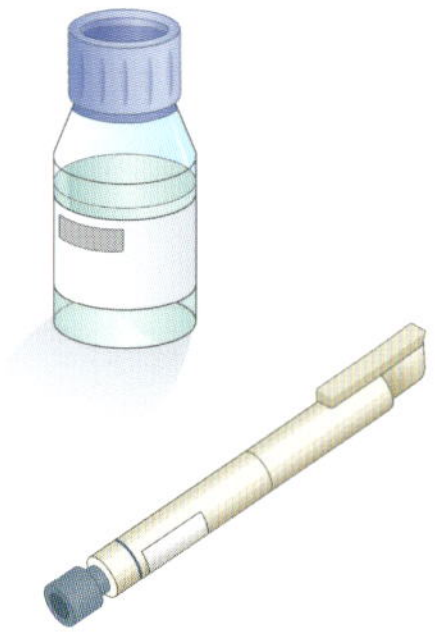

• **병형** : 병형은 주로 두 가지 종류의 인슐린을 생활 변화에 따른 혼합 비율로 직접 혼합할 때 사용합니다. 이때는 1회용 인슐린 전용 주사기를 이용하여 주사합니다.

• **펜형** : 펜형은 조작이 간단하고, 휴대가 편리하며, 주사기 사용을 두려워하는 경우에 도움이 됩니다. 1회용 인슐린 펜 바늘을 끼워서 펜에 표시된 눈금에 맞추어 돌린 후 인슐린을 주사하면 됩니다. 또한 3 mL의 소포장이므로 소아에서 투여되는 인슐린 용량이 매우 적은 경우 유효기간이 지나 남아서 버리는 양을 줄이기 위하여 처방되기도 합니다.

(2) 약효 시간에 따른 종류

인슐린 주사 후 약효가 시작되는 시간과 최대효과가 나타나는 시간, 그리고 약효가 지속되는 시간에 따라 초속효성, 속효성, 중간형, 지속형 인슐린으로 나누어집니다.

가) 초속효성 인슐린

초속효성 인슐린(rapid acting insulin)은 주사 후 15분 이내 작용하기 시작하므로 식사 직전에 주로 주사하며 식사시간의 변동 시 주사시간을 탄력적으로 조절하여 사용할 수 있습니다. 식전 혈당이 낮거나 먹을 음식 양을 정할 수 없는 경우 식사한 후에 바로 주사하기도 합니다. 초속효성 인슐린은 중간형 인슐린과 혼합하여 사용 할 수 있습니다. 이 인슐린은 식후 혈당을 효과적으로 떨어뜨리고 저혈당이 적어 소아에서 많이 사용되고 있습니다.

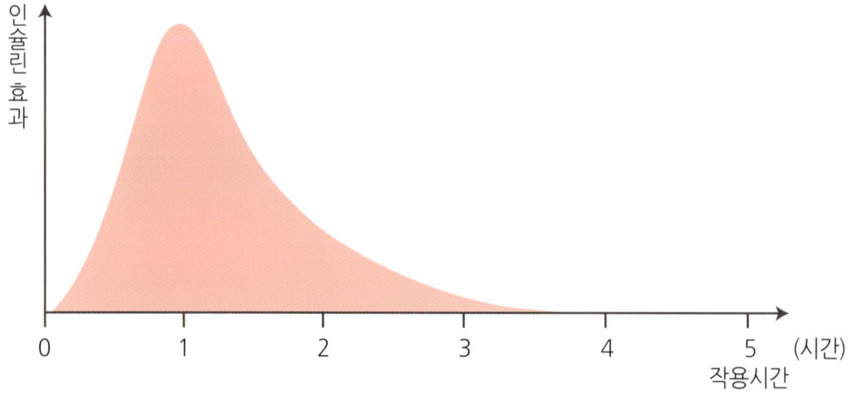

나) 속효성 인슐린

속효성은 레귤라 인슐린(Regular Insulin, RI)이라고도 부르며 외관상 맑은 용액이고 인슐린의 가장 기본적인 형태입니다. 보통 피하주사 30분 후 작용이 시작되므로 식사 30분 전에 주사하고 최대 작용시간인 주사 후 2 ~ 4시간에 혈당이 낮을 수 있어 이 시간을 이용해 간식을 먹습니다. 속효성 인슐린은 주로 중간형 인슐린과 섞어서 사용합니다. 최근에는 식사때 마다 인슐린을 주사하는 다회주사법이 증가하면서 식후 저혈당이 적은 초속효성 인슐린이 더 많이 사용됩니다.

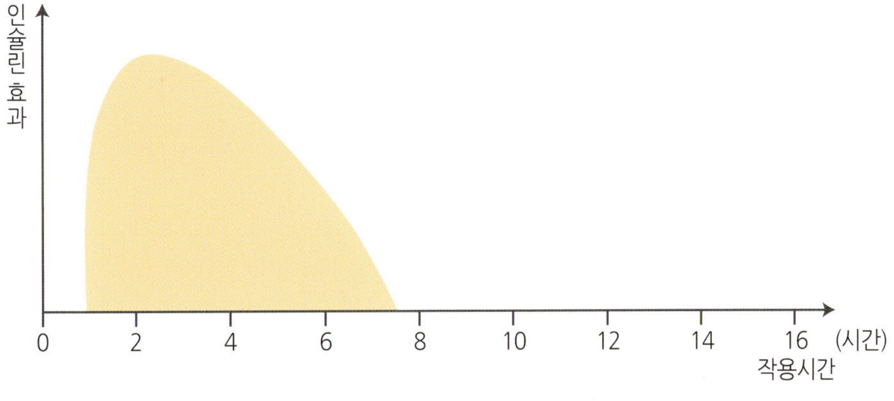

다) 중간형 인슐린

중간형 인슐린(Neutral Protamine Hagedorn, NPH)은 속효성 인슐린에 프로타민이나 구리와 같은 물질이 결합되어 있어 뿌옇습니다. 가만히 두었을 경우 내용물이 가라 앉으므로 주사 전에 반드시 양손바닥 사이에서 부드럽게 굴려주어 내용물이 잘 섞인 것을 확인해야 합니다. 서서히 흡수되어 속효성 인슐린보다 작용시간이 길어 초속효성이나 속효성 인슐린의 작용이 끝나고 난 뒤 다음 식사 때까지 혈당을 유지해 주는 역할을 하게 됩니다.

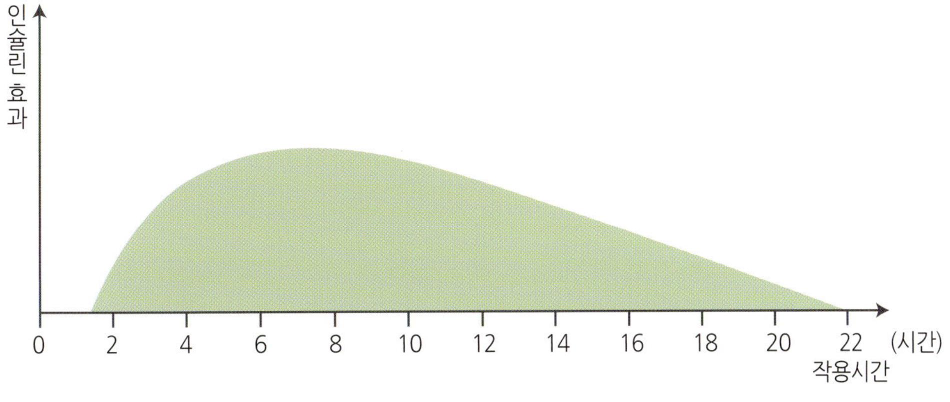

라) 지속형 인슐린

지속형 인슐린(long acting insulin)은 중간형과 달리 첨가물을 넣지 않고 화학적인 구조를 변형하여 작용 시간을 늘린 것으로 투명한 액체입니다. 지속기간이 가장 긴 인슐린으로서 최대효과 시간이 별도로 없고 비교적 균일하게 안정적으로 인슐린 농도를 유지할 수 있습니다. 지속형 인슐린인 란투스는 산성용액으로 다른 인슐린의 최대 효과를 낮추고 지연시키므로 다른 인슐린과 혼합하여 사용하지 않습니다.

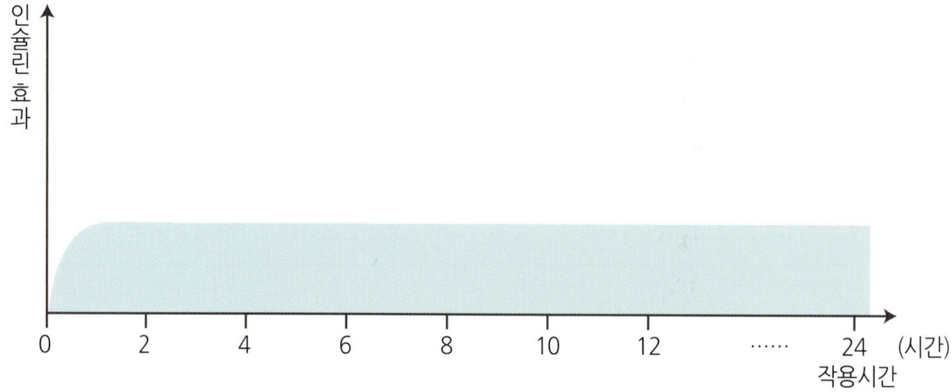

마) 혼합형 인슐린

편리를 위해 초속효성 또는 속효성과 중간형 인슐린을 일정 비율로 섞어서 만든 인슐린입니다. 혼합형 인슐린은 외관상 뿌옇고, 포함된 초속효성이나 속효성 인슐린으로 인해 작용시작 시간이 빠르고, 중간형으로 인해 작용지속 시간이 길어집니다. 이렇게 미리 혼합하여 상품화 된 제품은 정확한 혼합비율을 제공한다는 장점도 있지만 혈당에 따라 인슐린 혼합비율을 달리할 수 없기 때문에 1형 당뇨병에서는 각각의 인슐린을 개개인에게 맞는 비율로 섞어서 맞는 방법을 더욱 권유합니다.

〈인슐린 종류에 따른 작용시간〉

인슐린의 종류		작용시작 시간	최대 작용시간	지속시간
초속효성		15분 이내	30 ~ 90분	3 ~ 5시간
속효성		30 분	2 ~ 3시간	3 ~ 6시간
중간형		2 ~ 4시간	4 ~ 10시간	10 ~ 16시간
지속형	Glargine(란투스)	2 ~ 4시간	비교적 없음	20 ~ 24시간
	Detemir(래버미어)	0.8 ~ 2시간	비교적 없음	용량에 따라 다름 0.2 U/kg ~ 12시간 0.4 U/kg ~ 20시간

* 각 인슐린의 종류마다 여러 회사에서 생산된 제품이 있으며 제품에 따라 작용시작, 최대 작용시간 및 지속시간에 다소 차이가 있습니다.

<여러 회사에서 생산되는 병형 인슐린과 펜형 인슐린의 종류>

인슐린의 종류	성분명	약품명	회사	펜형 인슐린	병형 인슐린
초속효성	Insulin Aspart	Norvorapid	Norvo Nordisk	노보래피드 플렉스펜	○
	Insulin Lispro	Humalog	Lilly	휴마로그 퀵펜	○
				휴마로그 럭셔라	카트리지
	Insulin Glulisine	Apidra	Sanofi-Aventis	애피드라 솔로스타	○
속효성	Regular	Humulin R	Lilly		○
중간형	NPH	Humulin N	Lilly	휴물린엔 펜	○
지속형	Insulin Glargine	Lantus	Sanofi-Aventis	란투스 솔로스타	○
	Insulin Detemir	Levemir	Norvo Nordisk	레버미어 플렉스펜	
혼합형	NPH 50% + RI 50%	Humulin 50/50	Lilly		
	NPH 70% + RI 30%	Humulin 70/30	Lilly	휴물린 70/30펜	○
		Mixtard 30	Norvo Nordisk	믹스타드 30 이노렛	
	NPH 75% + Lispro 25%	Humalog mix 25	Lilly	휴마로그믹스 25퀵펜	
	NPH 50% + Lispro 50%	Humalog mix 50	Lilly	휴마로그믹스 50퀵펜	
	Insulin aspart protamine 70% + Aspart 30% or 50%	Novomix 30	Norvo Nordisk	노보믹스 30 플렉스펜	
		Novomix 50		노보믹스 50 플렉스펜	

2) 인슐린 보관 방법

인슐린은 유통기한을 확인하고 제조업체의 권고사항을 참고해서 보관하여야 합니다. 개봉하지 않은 여분의 인슐린은 냉장온도(2 ~ 8℃)에서 기입된 유효기간까지 보관 가능합니다. 얼었다 녹은 인슐린은 효과가 감소하므로 냉장고 안에서 얼지 않도록 주의해야 합니다. 개봉하여 사용 중인 인슐린은 실온(15 ~ 25℃)에서 한달 이내, 냉장고에서 보관할지라도 한달 이상 사용하지 않도록 합니다. 비행기 여행 중에 화물칸에 보관하는 경우 인슐린이 얼 수 있으므로 기내에 가지고 타며, 직사광선에서 변질될 수 있으므로 주의를 요합니다. 더운 여름이나 추운 겨울에 외부에 가지고 다닐 때에는 보냉가방을 이용하여 고온이나 저온에 노출되지 않도록 합니다. 더운날 냉장고나 보냉가방이 없는 장소라면 도기로 된 용기에 물을 담아 인슐린을 보관합니다. 차가운 인슐린은 주사 시 통증을 증가시키고 흡수속도가 늦어지므로 주사하기 직전에 실온에 꺼내 두는 것이 좋습니다. 보관을 잘 한 경우라도 항상 인슐린을 주사하기 전에 부유물이나 결정체가 있는지, 색, 온도, 유효기간 등을 확인하고 이상이 발견되면 사용하지 말아야 합니다.

3) 인슐린 주사

(1) 주사부위

인슐린은 주로 혈관과 신경의 분포가 적은 부위이면서 피부와 근육 사이에 위치한 피하 지방층에 주사합니다. 피하조직은 우리 몸 많은 부위에 분포되어 있지만 복부, 상완부(팔의 외측 상부), 대퇴부(허벅지 외측), 둔부(엉덩이)가 가장 좋은 부위로 선택됩니다.

- **복부** : 주사부위 중 가장 빠르게 흡수되면서 활동에 따른 흡수율의 변화가 적고 스스로 주사하기에 적당하여 많이 사용되는 부위입니다. 배꼽 중심에서 2 ~ 3 cm 떨어진 곳에서 앉았을 때 손가락을 이용하여 피하지방을 모을 수 있는 부위가 좋습니다. 흡수가 빨라 초속효성 인슐린 주사부위로 선호됩니다.
- **상완부(팔의 외측 상부)** : 활동에 따라 흡수율의 변화가 있을 수 있으므로 주사 후 팔을 많이 사용하는 운동을 계획한다면 피하는 것이 좋습니다. 한쪽 손을 이용하여 주사하기 때문에 스스로 주사하는 것이 쉽지 않지만, 아주 마른 체형이 아니라면 4 mm의 짧은 바늘을 이용하여 피부를 집어 올리지 않고도 주사가 가능합니다.
- **대퇴부(허벅지)** : 대퇴부 정맥이 대퇴부의 중심선에 위치해 있으므로 중심에서 약간 비껴난 측면에 주사합니다. 근육 발달이 잘 되어 있어 근육으로 주사할 가능성이 크므로 짧은 바늘을 이용하여 피부를 집어 올린 후 주사하는 것이 좋습니다.
- **둔부(엉덩이)** : 지방층이 많아 흡수 속도가 가장 늦은 부위로 지속형 인슐린 주사 시 선택되기도 합니다.

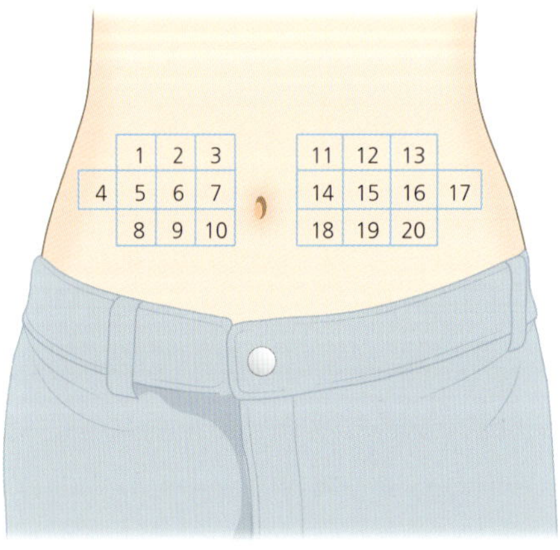

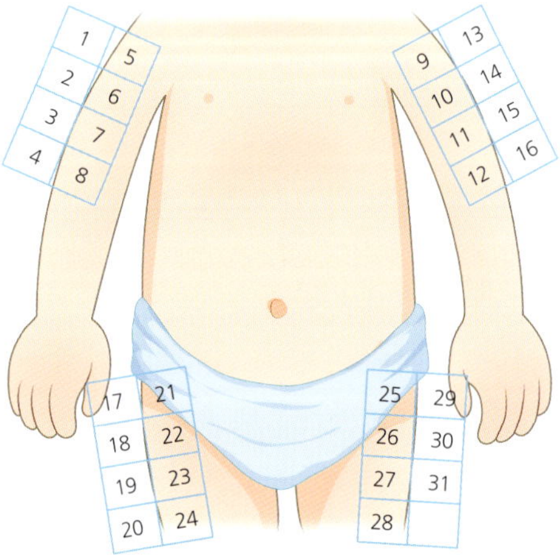

같은 자리에 반복적인 주사는 피부와 피하조직의 변화를 초래하여 지방이 뭉치거나 조직이 증식될 수 있습니다. 이로 인하여 인슐린 흡수 속도를 지연시킬 수 있으므로 최소 2주 이내에 같은 자리에 주사하지 않도록 합니다. 한 부위 내에서도 최소한 1 ~ 2 cm의 간격을 두고 주사 부위를 바꿔야 합니다. 주사 부위에 가상의 선을 그어 주사 부위를 변경하는 것이 좋습니다. 또한 상처 가까이 주사하지 않도록 하며 동일 시간대에는 동일 부위에 주사하는 것이 인슐린 작용 시간을 예측하는데 도움이 됩니다. 실제로 환자의 생활 방식과 편리성 등을 충분히 고려하고 주사부위 그림표 등을 사용하여 미리 계획한 후, 주사부위를 순환할 것을 추천합니다.

피하조직은 성별, 연령, 비만도, 인슐린 주사 횟수, 운동 선호도 등 개인에 따라 다를 수 있으므로 자세한 주사부위는 의료진과 상의하시기 바랍니다.

(2) 인슐린 주사기와 바늘 선택

인슐린 주사기는 0.3 mL을 담을 수 있는 30단위, 0.5 mL을 담을 수 있는 50단위, 1 mL을 담을 수 있는 100단위 3종류가 있습니다. 100단위 주사기는 2단위 간격으로 눈금이 표시되어 있고, 50단위와 30단위는 1단위 간격으로 표시되어 있어 눈금을 읽기 쉽습니다. 그러므로 어린 아이에서 적은 양을 주사하는 경우와 시력이 좋지 않은 경우에는 작은 단위의 주사기가 도움이 됩니다.

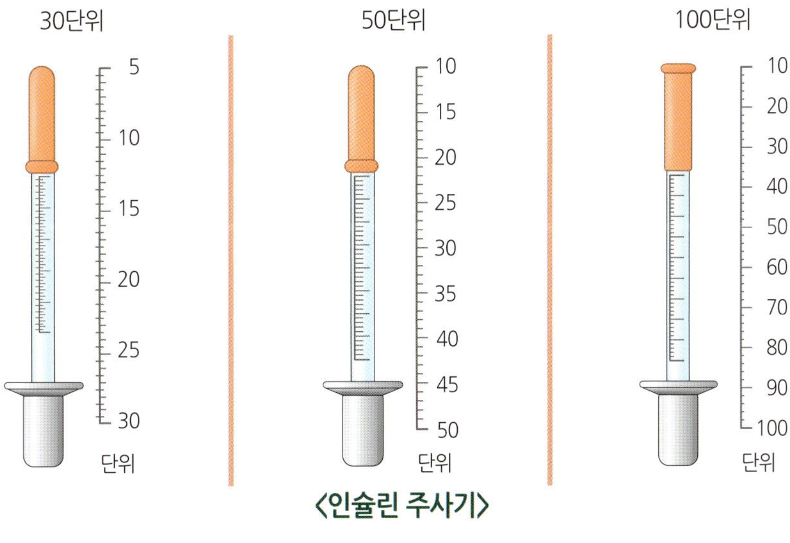

<인슐린 주사기>

바늘의 사이즈는 게이지(G)라는 단위를 사용하며 숫자가 올라갈수록 가는 바늘입니다(30 ~ 32 G). 시판되는 인슐린 주사기의 바늘은 31 G가 가장 가늘며 길이는 6 mm가 가장 짧습니다. 펜바늘의 길이는 4 mm, 5 mm, 6 mm, 8 mm 등이 있고 32 G가 가장 가는 바늘입니다. 최근 피부두께를 알아본 연구에서 4 mm의 사용으로도 충분히 피하조직에 주사할 수 있다고 하여

4 mm 사용이 증가하고 있습니다. 특히 소아나 마른 체형의 경우 가는 바늘(32 G)과 짧은 바늘(4 mm)을 선택하는 것이 좋습니다.

(3) 인슐린 주사 깊이와 각도

인슐린을 근육으로 주사하면 흡수가 빨라 저혈당이 올 수 있고 흡수 속도에 대한 예측이 어려울 뿐만 아니라 통증이 더 있습니다. 또한 너무 얕게 주사하면 피부가 볼록 튀어나오면서 인슐린이 샐 수 있고 통증이 유발될 수 있습니다.

피하조직이 충분하지 않은 경우, 엄지와 검지를 5 cm 정도 벌려 피부를 잡고 집어 올린 후 고정시키고 45 ~ 90° 각도로 바늘을 찔러 주사합니다. 이때 근육까지 집어 올리지 않도록 합니다.

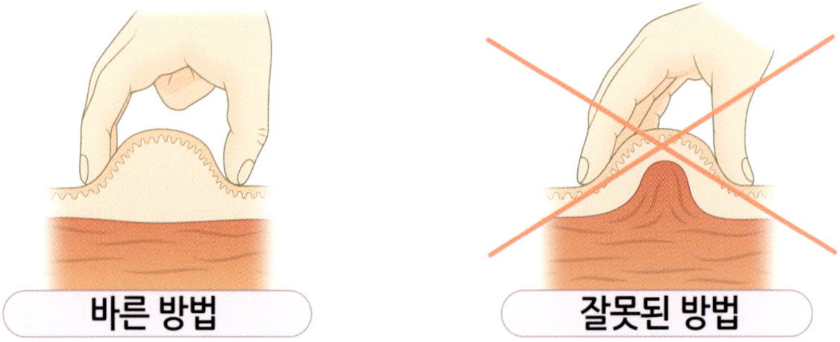

(4) 주사방법

가) 병형 인슐린에서 한가지 인슐린 재어 주사하기

① 손을 깨끗이 씻습니다.

② 인슐린을 사용하기 전에 이상 여부(덩어리, 부유물 등)와 유효기간을 확인합니다.

③ 인슐린 병의 고무마개 부분을 알코올 솜으로 소독합니다.

④ 중간형 인슐린이나 혼합형 인슐린은 병을 양손바닥 사이에서 부드럽게 20회 정도 굴려 인슐린이 충분히 섞이도록 합니다. 너무 세게 흔들면 거품이 잘 생기니 주의하시기 바랍니다.

⑤ 플런저를 덮고 있는 주사기 뒤쪽 뚜껑과 바늘 뚜껑을 제거하고 플런저를 뒤로 당겨 인슐린 용량에 해당하는 만큼 공기를 잽니다.

⑥ 인슐린 병을 똑바로 세우고 한 손으로는 인슐린 병을 잡아 고무마개의 가운데를 바늘로 찌른 다음 병 속에 공기를 주입합니다.

⑦ 병을 거꾸로 세우고 주사할 인슐린 양보다 더 많은 양이 될 때까지 플런저를 뒤로 당깁니다.

⑧ 공기 방울이 있는 경우 한 손으로 병과 주사기를 고정하고 다른 손가락으로 주사기를 가볍게 두드려서 공기가 위로 모이게 한 후 플런저를 밀어 넣어 공기를 제거합니다.

⑨ 필요한 양의 인슐린을 재서 확인한 후 병에서 바늘을 뺍니다.
⑩ 주사부위의 위생상태와 이상유무를 살펴봅니다. 주사할 부위를 필요시 알코올 솜으로 닦고 엄지와 검지 또는 엄지와 중지로 집어 올린 후 주사 바늘을 45 ~ 90° 각도로 하여 단번에 찔러 넣습니다.
⑪ 인슐린 주사 후 바늘을 빼고 손가락으로 집어 올렸던 피부를 놓고 새 알코올 솜으로 주사부위를 5초 정도 눌러줍니다. 주사 부위를 문지르면 인슐린의 흡수속도가 빨라지므로 권장하지 않습니다.
⑫ 사용한 주사기와 알코올 솜을 뚜껑이 있는 밀폐형 폐기물 통에 버립니다.
⑬ 맞은 인슐린 용량을 당뇨수첩에 기록합니다.

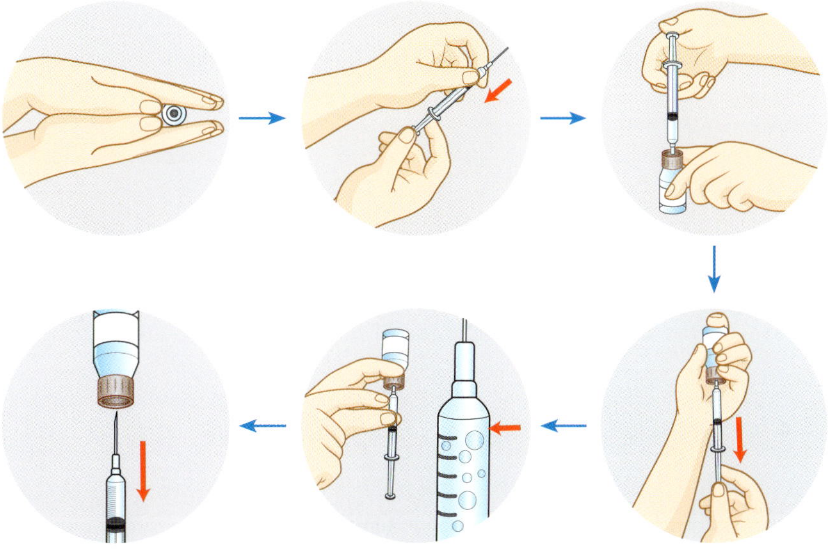

나) 병형 인슐린에서 두 가지 인슐린을 혼합하여 주사하기

일반적인 방법은 위의 병형 인슐린 주사방법과 동일하며 혼합방법은 다음과 같습니다.

① 병마개 소독 후 중간형 인슐린 병을 똑바로 세워두고 처방된 중간형 인슐린(뿌연 인슐린) 단위만큼의 공기를 주입한 후 인슐린을 뽑지 않은 채로 주사기를 뺍니다.
② 같은 주사기로 초/속효성 인슐린(맑은 인슐린) 병에 처방된 초/속효성 인슐린 단위만큼의 공기를 주입합니다.
③ 바늘을 꽂은 채로 인슐린 병을 거꾸로 세워 초/속효성 인슐린의 양보다 약간 더 많은 양이 될 때까지 플런저를 뒤로 당겨 주사액을 뽑아냅니다.
④ 공기방울이 있는 경우 손가락으로 부드럽게 두드려서 위로 모이게 하고 플런저를 올려 제거한 후 필요한 용량을 뽑은 후에 바늘을 뺍니다.

⑤ 중간형 인슐린 병을 양손바닥에 눕혀 놓고 천천히 굴려 인슐린이 충분히 섞이도록 합니다.

⑥ 같은 주사기로 처음 공기를 넣어둔 중간형 인슐린(뿌연 인슐린) 병에 바늘을 꼽고 거꾸로 세워 플런저를 당겨서 혼합된 총량이 되도록 합니다.

⑦ 이때 실수로 더 많은 인슐린을 뽑은 경우라면 버리고 처음부터 다시 시작해야 합니다.

⑧ 혼합 후 즉시 주사합니다.

다) 펜형 인슐린 주사방법

① 손을 깨끗이 씻습니다.

② 인슐린을 사용하기 전에 이상여부(덩어리, 부유물 등)와 유효기간을 확인합니다.

③ 중간형 인슐린이나 혼합형 인슐린은 20회 정도 부드럽게 위아래 좌우로 움직여 인슐린이 충분히 섞이도록 합니다.

④ 펜형 인슐린의 고무마개 부분을 알코올 솜으로 소독합니다.

⑤ 펜바늘의 종이 덮개를 떼어내고 고무막 중앙에 시계방향으로 돌려 끼웁니다. 펜바늘은 재사용하지 않습니다.

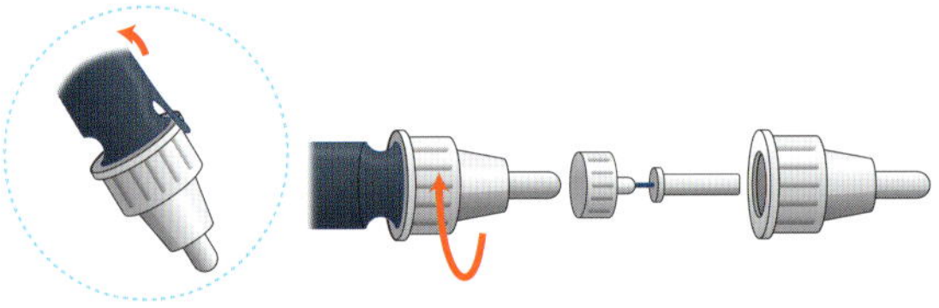

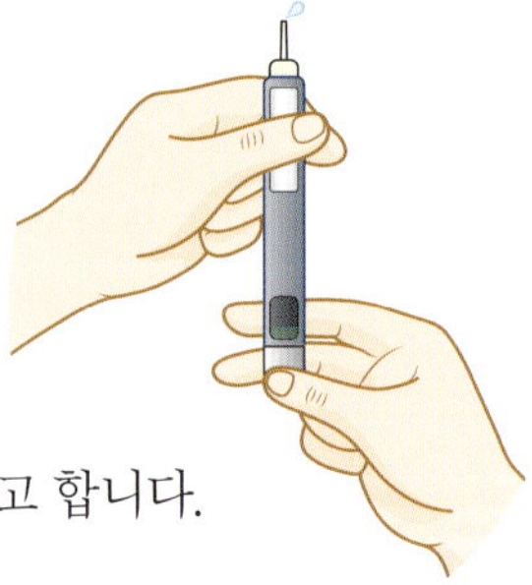

⑥ 바늘 안에 있는 공기를 제거하고 인슐린이 제대로 나오는지를 확인하기 위하여 펜 뒤쪽에 위치한 눈금 버튼을 먼저 1단위에 맞추어 돌린 후 바늘이 위를 향하도록 하고 버튼을 눌러 인슐린이 바늘 끝에 나타나는지 확인합니다. 그렇지 않을 경우 인슐린 방울이 보일 때까지 반복합니다. 이를 안전 검사라고 합니다.

⑦ 주사할 인슐린 용량만큼 펜 뒷부분의 눈금을 돌려 맞춥니다.

⑧ 주사부위의 위생상태와 이상유무를 살피고 바늘을 재빨리 찌른 후 주사합니다.

⑨ 인슐린이 역류하는 것을 막고 제대로 흡수되기 위하여 최소 10초 동안 주입 버튼을 누른 채 기다렸다가 바늘을 뺍니다.

⑩ 새 알코올 솜으로 주사부위를 5초 정도 문지르지 않고 눌러줍니다.

⑪ 주사가 끝난 후 즉시 시계 반대 방향으로 돌려 펜바늘을 제거하고 사용한 바늘은 뚜껑이 있는 밀폐형 폐기물 통에 버립니다.

⑫ 맞은 인슐린 용량을 당뇨수첩에 기록합니다.

알코올을 이용한 피부소독은 피부건조와 통증을 유발할 수도 있으므로, 개인 위생상태가 좋고 면역력이 정상이라면 피부소독이 반드시 필요하지는 않습니다. 그러나 주사부위가 깨끗하지 않거나 감염의 우려가 있는 경우에는 반드시 알코올 솜으로 인슐린 주사 부위를 중심에서 시작하여 외측으로 원을 그려나가듯이 소독한 후 알코올이 마를 때까지 기다리고 주사합니다.

(5) 인슐린 흡수에 영향을 주는 요인

가) 주사부위와 주사깊이

인슐린 흡수 속도는 복부 > 상완부 > 대퇴부 > 둔부 순으로 복부가 가장 빠릅니다. 근육주사는 피하주사보다 흡수속도가 빨라 예측이 어려우니 가능한 피하에 주사합니다.

나) 운동이나 열

운동이나 따뜻한 목욕 또는 뜨거운 찜질은 혈액순환을 증가시켜 인슐린의 흡수속도가 빨라질 수 있습니다. 주사 후 바로 운동을 하거나 목욕을 하는 것은 저혈당이 올 수 있으므로 피해야 합니다.

다) 마사지

마사지는 인슐린의 작용과 흡수를 빠르게 하므로 주사 맞은 부위를 심하게 문지르지 말고, 5초 정도 살짝 눌러 줍니다.

라) 흡연은 혈액순환을 저하시켜 인슐린의 흡수율을 저하시키므로 금연해야 합니다.

(6) 인슐린 주사 시 통증을 줄이는 방법

- 냉장고에 넣어 놓은 찬 인슐린을 바로 주사하면 더 아플 수 있으므로 15분 전에 인슐린을 꺼내 놓아 찬 기운을 덜어 준 후 주사하도록 합니다.
- 알코올 솜으로 주사 부위를 소독한 경우 마르도록 잠시 기다린 후 주사합니다.
- 짧고 가는 바늘을 사용합니다.
- 주사기와 바늘을 여러 번 사용하지 않습니다.
- 주사기 내의 공기방울을 잘 제거한 후 주사합니다.
- 주사할 부위의 긴장을 풀고 이완시킨 후 주사합니다.

- 모근 주위에는 주사하지 않습니다.
- 주사할 때와 바늘을 뺄 때 바늘의 방향을 바꾸지 않도록 합니다.
- 주사할 때 피부를 재빨리 찌르도록 합니다.

(7) 인슐린 주사 시 발생할 수 있는 다른 문제점

가) 저혈당

인슐린을 과량 투여하거나 평상시와 같은 양의 인슐린을 투여해도 식사량이 부족하거나 활동량이 많으면 저혈당이 생길 수 있습니다. 그러므로 항상 저혈당에 대한 예방과 대처할 준비가 되어 있어야 합니다.

나) 지방이상증(지방비대와 지방위축)

인슐린 주사를 같은 부위에 오랫동안 주사할 경우 지방조직의 이상을 유발하게 되며 이를 지방이상증(Lipodystropy)이라고 합니다. 지방이상증에는 지방세포가 주사 부위에 쌓이는 지방비대증(Lipohypertropy)이 가장 흔하며 피하지방이 손실되어 움푹 파이게 되는 지방위축증(Lipoatropy)도 발생합니다. 이는 오래된 인슐린을 사용하거나 바늘을 재사용하는 경우에 더 많이 나타난다고 합니다. 피부가 단단해지고 단단한 결절이 있는지 주기적으로 만져보는 것이 좋으며 지방비대증이 심한 경우 눈에 보이기도 합니다. 또한 지방비대증이 생긴 부위는 혈관이 감소하여 인슐린의 흡수 속도가 늦어지므로 이 부위를 피해 주사해야 합니다.

다) 체중증가

인슐린은 지방 생성을 촉진하고 반대로 지방이 분해되는 것을 억제합니다. 체중이 늘어나면 혈당을 조절하기 위해 필요로 하는 인슐린의 양이 더 늘어나게 됩니다. 결과적으로 혈당조절이 어려워지고 지방이 늘어서 생기는 고지혈증이나 지방간과 같은 다른 문제들도 생기게 됩니다. 그러므로 인슐린 치료 외에도 적절한 체중 관리를 위해 운동이 반드시 필요합니다.

라) 주사부위 감염, 출혈, 멍

일반적인 주사들처럼 주사 자체로 인한 문제들이 있을 수 있습니다. 주사부위의 감염이나 피하 출혈, 멍 등이 있을 수 있는데 이는 앞에서 설명한 주사방법을 잘 숙지하면 예방할 수 있습니다. 바늘은 펜에 꽂아두지 말고 사용 즉시 분리해야 공기나 기타 오염 물질이 유입되거나 주사액이 누출되는 것을 막을 수 있습니다. 개인 위생상태가 좋고 면역력이 정상이라면 피부소독을 하지 않아도 된다고 하나, 주사 부위가 깨끗하지 않거나 감염의 우려가 있는 경우에는 반드시 알코올 솜으로 인슐린 주사 부위를 중심에서 시작하여 외측으로 원을 그려나가듯이 소독한 후 알코올이 마를 때까지 기다리고 주사합니다. 출혈이나 멍은 피하지방의 작은 혈관을 바늘이 통과하면서 생길 수 있는데 인슐린 흡수에 문제가 생기지는 않으므로 당황하지 말고 주사부위를 지그시 눌러 지혈시키면 됩니다.

마) 알레르기

인슐린에 대한 알레르기는 매우 드물며 인슐린 치료 초반 몇 개월 내에 나타나는데 대개 국소적으로 가렵거나 열감이 있습니다. 인슐린 알레르기가 발생하였다면 인슐린 종류를 바꾸어 보는 것이 좋습니다. 인슐린으로 인해 발등이나 얼굴 등이 붓기도 하는데 처음 인슐린 치료를 하는 경우에 간혹 발생하고 대부분 수일 이내에 좋아집니다. 드물게 실리콘이 벗겨진 바늘의 니켈 등 금속제품에 알레르기가 있는 경우도 있으므로 주사기를 교체하여 사용하도록 합니다.

(8) 소모품 폐기

소모품인 주사기나 바늘, 채혈침을 사용 후 버릴 때에는 본인과 다른 사람이 다치지 않도록 조심해야 합니다. 바늘이 뚫고 나오지 못하는 용기를 마련하여 잘 모은 후에 흘러나오지 못하도록 뚜껑을 닫거나 단단하게 봉하여 버려야 합니다.

가정에서 버려지는 의료 소모품 폐기에 관한 구체적인 규정이 현재 마련되지 않아 향후 이러한 규정과 국가적 지원이 필요한 상황입니다.

3장

식사 관리

식사 관리의 원칙

1) 영양 관리의 중요성

소아는 '작은 어른'이 아니므로, 1형 당뇨병의 식사 관리를 위해서 소아 및 청소년기 당뇨병이 가지고 있는 특성을 인식하는 것이 매우 중요합니다. 소아 및 청소년은 성적 성숙에 따른 인슐린 감수성의 변화, 신체 성장, 미숙한 자기관리 능력, 저혈당 발생 시 신경학적 후유증의 위험 증가 등 성인과는 다른 특징을 갖습니다. 또한 성장기에 많이 발병하는 1형 당뇨병의 특징에 따라서 소아 및 청소년의 영양관리는 정상적으로 성장할 수 있도록 칼로리를 비롯한 필수 영양소를 충분히 제공하면서도 비만을 예방할 수 있도록 조절해야 합니다. 특히 심혈관계 합병증을 예방하기 위해서 총 지방, 포화지방, 콜레스테롤의 섭취를 제한해야 하며 그 외에도 다른 합병증의 예방 및 완화를 위해 세심하게 식사 조절을 해야 합니다.

2) 식사 관리의 목표

- 정상적인 성장과 신체 발달이 이루어지도록 합니다.
- 비만, 당뇨병으로 인한 합병증 및 저혈당, 고혈당을 예방합니다.
- 음식 섭취와 운동량의 균형을 맞추어 정상 혈당을 유지합니다.
- 적절한 영양의 섭취를 통해 사회심리적인 안정과 정상적인 가족간의 관계를 유지합니다.

3) 식사 관리의 원칙

당뇨병이 있는 소아 및 청소년은 인슐린 주사의 작용시간, 운동량 등을 고려하여 영양요구량을 계산하여 식사를 계획해야 합니다. 개별적으로 식사를 계획해야 합니다. 정해진 식사와 간식을 일정한 시간에 규칙적으로 섭취하여 혈당의 심한 변화를 예방하고 정상적인 성장을 할 수 있도록 돕는 것입니다. 아이가 너무 어린 경우에는 식사를 계획하고 준비하는데 가족의 적극적인 도움이 필요하지만, 점차 스스로 음식을 선택하는 습관을 길러 주어야 합니다.

(1) 알맞은 섭취량 : 하루 필요 열량 파악

성장기에 있는 소아 및 청소년들은 정상적인 성장과 발달을 할 수 있도록 충분한 열량을 섭취해야 합니다. 정상적인 성장과 체격의 발달 정도를 매 3 ~ 6개월마다 표준 성장 도표를 이용하여 관찰하며 성장이 끝나는 시기(보통 여자 14 ~ 15세, 남자 17 ~ 18세 이후)까지는 성장 정도와 활동량을 고려하여 섭취열량을 증가시키게 됩니다. 열량요구량은 평소 식사량을 기초로 하되 열량을 제한하기보다 성장을 고려하여 적절한 양을 공급하도록 하며 부모는 혈당을 조절하는데 있어 엄격한 식사조정보다는 인슐린 조정을 배울 필요가 있습니다.

(2) 골고루 먹는 식습관 : 3대 영양소의 균형있는 배분

당뇨병이 있는 소아 및 청소년의 섭취 열량만을 보면 또래 아이들과 차이가 없습니다. 그러나 정상적인 성장과 혈당관리를 위하여 균형 잡힌 영양소를 섭취해야 하므로, 당뇨병이 있는 소아 및 청소년이 섭취하는 음식은 질적인 면에서 더 우수해야 합니다.

영양소는 크게 당질, 단백질, 지방, 비타민, 무기질로 나누어지는데, 이 중 당질, 단백질, 지방을 열량을 내는 3대 영양소라고 하며, 3대 영양소를 식사 및 간식 섭취 시 균등하게 배분하도록 계획하는 것이 바람직합니다. 당질은 전체 섭취 열량의 55 ~ 60%, 단백질은 15 ~ 20%, 지방은 30% 미만으로 배분하여 섭취하도록 합니다.

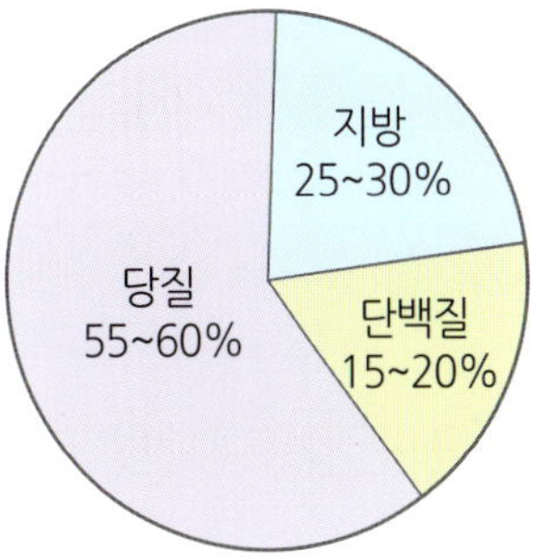

(3) 규칙적인 식사 시간 : 인슐린 작용시간 및 운동량 고려

식사는 인슐린의 작용 시간 및 운동량을 고려하여 일정한 시간에 주어진 양만큼 규칙적으로 섭취해야 합니다. 1일 권장 섭취량의 1/4씩을 아침, 점심, 저녁 식사 때 각각 섭취하고, 나머지 1/4을 다시 3등분하여 오전 간식(오전 10 ~ 11시), 오후 간식(오후 3 ~ 4시), 야식(9 ~ 10시)으로 섭취하도록 합니다. 식사와 간식의 간격은 2 ~ 3시간을 넘지 않도록 하여 인슐린의 작용으로 저혈당이 발생하지 않도록 해야 합니다. 특히 수면 중에 저혈당이 발생하는 것을 예방하기 위해 단백질이 포함된 흡수 속도가 느린 음식(우유, 샌드위치 등)을 야식으로 먹는 것이 좋습니다.

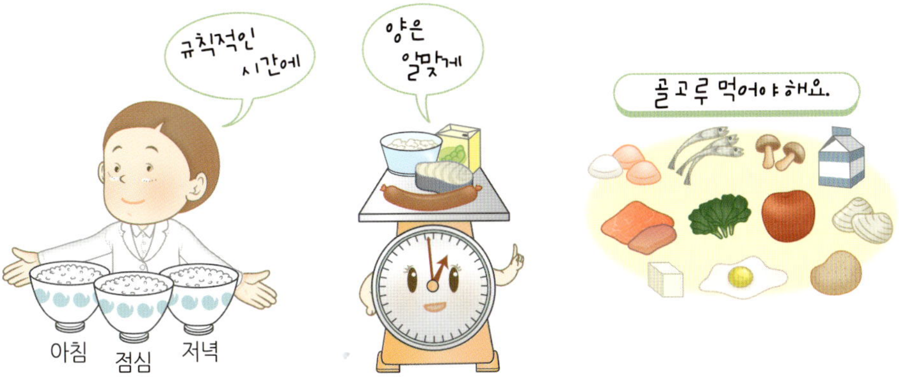
규칙적인
시간에
아침
점심
저녁
양은
알맞게
골고루 먹어야 해요.

〈올바른 식사란〉

4) 연령에 따른 식사 관리 시 고려사항

(1) 영유아기

분유나 모유는 당뇨병 유무와 관계없이 동일하게 수유하되, 3시간마다 규칙적으로 수유하도록 계획하고 자주 혈당을 체크하여 혈당 변화 추이, 저혈당을 확인하는 것이 필요합니다. 이유식 시기에는 맛, 색, 질감의 다양성을 경험하도록 해주며, 식욕에 따라 가벼운 식사를 소량씩 자주 섭취하는 것이 혈당조절에 도움이 됩니다. 초기 이유식 시기에는 모유나 분유를 하루 800 ~ 900 mL 수유하고 하루 1 ~ 2회로 이유식을 시작합니다. 점차 이유식을 증가시키며 증가된 이유식량에 따라 모유나 분유 섭취량을 줄이면서 생후 9 ~ 12개월의 후기 이유식 시기에는 모유나 분유를 하루 500 ~ 600 mL 수유하고 이유식을 하루 3 ~ 4회 섭취하면서 하루 섭취량의 70 ~ 80%를 이유식으로 섭취하도록 진행하는 것이 바람직합니다.

유아기 초기부터 부모와 함께 식사하는 습관은 식사에 관한 협조와 건강한 식품 선택에 도움이 되며 유아기는 식품 섭취와 관련된 부모의 염려가 높을 때이므로 인슐린 주사법 결정 시에도 유아의 식습관이나 부모의 의견이 충분히 고려되어야 합니다.

(2) 학동기

만 6 ~ 12세에는 매년 2.5 ~ 3 kg가 증가하는 등 충분한 성장이 이뤄져야 하는 시기이므로 매년 충분히 섭취하고 있는지에 대한 점검이 필요합니다. 또한 이 시기에는 선호 식품과 비선호 식품이 구분되어 섭취거부가 일반적이며 섭취내용의 변동이 심하고 활동량을 예측할 수 없어 혈당조절을 어렵게 합니다. 식욕이 없는데 먹기를 강요하거나 먹고 싶은데 식사를 심하게 제한하는 것은 식습관에 좋지 않은 영향을 주게 됩니다. 3번의 식사와 3번의 간식을 실천하기 어렵다면 먹고 싶은 것을 조금씩 여러 번 섭취하도록 계획합니다. 학교 체육시간, 소풍 등 신체활동에 따른 섭취량 조절, 건강한 식품선택, 식품의 1회 섭취량에 대한 아동 대상 영양교육이 이루어져야 하며 문제 해결 여부와 목표에 따라 지속적인 당뇨병 교육이 필요합니다.

(3) 청소년기

신체 발육과 성적 성숙이 거의 완성되는 청소년기는 필요한 열량의 공급 외에 몸 기능의 조절과 조직 보호를 위해 단백질 및 비타민, 무기질의 적절한 섭취가 요구됩니다. 그러나 간식 섭취의 증가, 결식의 반복, 매식과 외식의 증가, 고지방 편의식품의 섭취 증가, 단 음식이나 음료수 섭취의 증가로 인해 섭취가 부적절해질 수 있는 시기입니다. 수험기간 동안 균형있는 식사관리, 파티나 방학기간 동안 식사 관리, 간식과 외식의 영양소 함량에 대한 정보가 제공되어야 하며, 건강한 음주 습관과 저혈당 예방 및 대처에 대한 교육이 필요합니다. 이 시기에 체중 감소가 지속되는 경우에는 체중 감량을 위해 의도적으로 인슐린 주사를 맞지 않거나 줄여 맞을 수 있으므로 관찰이 필요합니다. 실제로 당뇨병이 있는 사춘기인 환아의 경우 12 ~ 15%가 체중 조절을 위해 인슐린을 주사하지 않았던 것으로 보고가 되었고 체중과 외모에 대한 관심의 증가로 식사와 인슐린 용량을 임의로 조절하는 경우가 점점 증가하고 있습니다. 때로는 정신과 전문의의 도움과 상담이 필요할 수 있으므로 인슐린 주입여부, 폭식장애, 변덕스런 식습관에 대한 주의 깊은 관찰이 필요합니다.

5) 당뇨병 식사 관리의 허와 실

☑ 몸이 아파 혈당이 매우 높을 때에는 식사를 하지 않는 것이 좋다?

몸이 아플 때에는 식욕이 떨어지며 식사를 제대로 못하지만, 스트레스 호르몬의 증가로 혈당이 오히려 높아질 수 있습니다. 이러한 경우 부드럽고 소화하기 쉬운 음식을 먹도록 하며, 토하거나 설사를 할 경우에는 미음이나 음료를 섭취하여 칼로리를 보충하고 탈수현상을 막도록 합니다.

☑ 땅콩, 호두 등 견과류는 많이 먹어도 좋다?

땅콩, 호두 등의 견과류는 불포화지방산이 많이 함유된 식품으로 우리 몸에 이로운 역할을 하지만, 동시에 열량이 높은 지방 식품군 중 하나이기도 합니다. 따라서 많이 먹으면 적정 섭취 열량을 쉽게 초과하게 됩니다(예, 땅콩 8알 = 호두(중) 1.5개 = 기름 1작은 스푼 = 45 kcal).

☑ 자일리톨 껌 또는 사탕은 마음껏 먹어도 된다?

솔비톨, 만니톨, 자일리톨 등의 당알코올 감미료들은 다른 당질보다 장 흡수속도가 느리지만 열량을 가지고 있으며 과량 섭취 시 가스가 생기며 설사를 일으킬 수 있으므로 주의하도록 합니다. 따라서 자유롭게 섭취하도록 권장되지 않습니다.

☑ 당뇨병으로 몸이 약해졌으므로 보약을 먹어 보충한다?

혈당 조절을 하지 않고, 살이 빠졌다고 음식이나 보약을 함부로 먹으면 혈당이 더욱 높아지고 조절이 어렵게 됩니다. 어떠한 경우라도 필요한 열량에 맞는 식사를 하며 보약, 다이어트 식품, 약제, 드링크류 등은 함부로 먹지 말고 의료진과 상의를 하는 것이 좋습니다.

✅ 올리브유는 많이 사용해도 상관없다?

올리브유는 불포화지방산이 많이 함유되어 있는 기름으로 버터와 같은 포화지방산을 대신해 사용할 경우 몸에 좋은 영향을 미친다고 합니다. 하지만 올리브유가 좋다고 허용량보다 과량을 섭취하면 열량 섭취 과다로 체중이 증가될 수 있으므로 적당량만 사용하는 것이 바람직합니다.

✅ 쌀밥은 나쁘고, 보리밥은 좋다?

보리밥에는 쌀밥보다 섬유소가 많이 들어 있어 당의 흡수를 지연시키고 공복감을 덜어 주는 역할을 합니다. 그러나 보리밥도 당질식품이므로 많이 먹을 수 있는 것은 아니고 쌀밥과 동일하게 1 교환단위는 70 g으로 100 kcal라는 점을 잊지 말아야 합니다.

✅ 육류, 두부, 콩은 많이 먹어도 좋다?

육류, 두부, 콩은 단백질 식품으로 성장기 아이들에게 필요한 영양소이므로 반찬으로 매끼 섭취하는 것이 필요하나, 이 역시 열량이 있으므로 많이 먹으면 섭취 열량이 많아집니다. 더욱이 합병증으로 인해 단백뇨가 나오는 등 신장 합병증이 있는 경우 지나친 단백질 섭취는 신장에 나쁜 영향을 미치게 됩니다.

✅ 설탕보다 꿀은 당뇨병에 효과가 있다?

꿀은 설탕과 달리 과당으로 이루어져 있어서 설탕보다 혈당을 천천히 올리지만, 열량은 설탕과 같습니다. 또한 과당은 포도당보다 당뇨병의 만성 합병증을 일으키는 혈관 손상률이 7.5배 정도 더 높습니다. 따라서 꿀도 당뇨병 환자가 주의해야 하는 식품입니다.

식사 계획 및 영양 필요량

1) 열량(칼로리)

열량은 우리가 생명을 유지하고, 성장하고, 활동하기 위하여 꼭 필요한 요소입니다. 식품의 섭취 및 소화 과정을 통해 우리 몸으로 흡수되어 에너지를 공급하고, 몸을 구성하며, 다양한 신체 기능을 조절하여 정상적인 생활을 할 수 있도록 도와주게 됩니다. 열량을 내는 대표적인 영양소는 탄수화물(당질), 단백질, 지방입니다.

소아는 성장에 따라 열량 요구량이 지속적으로 변하므로 환아의 열량 필요량과 식품 섭취량을 매 3 ~ 6개월마다 평가해야 합니다. 열량 공급량의 조정이 필요한 경우에는 혈당 조절 정도를 살펴보면서 저혈당이나 고혈당 예방을 위해 인슐린 양을 조절하는 것이 좋습니다.

열량 필요량을 결정할 때에는 환아의 음식 섭취량 및 식욕 상태를 우선적으로 반영하되, 성별·연령·체중·키·성적 성숙 정도·활동량 등을 고려하여 정상적인 성장발달이 이루어지도록 고려해야 합니다. 당뇨병으로 처음 진단받은 아동 중에는 그동안의 인슐린 부족으로 성장이 부진한 경우가 있을 수 있는데, 이러한 경우에는 인슐린 치료가 안정화된 후에 정상적인 성장을 따라잡기 위해 열량 필요량을 추가하는 것이 좋습니다.

1. 성장기 동안 하루 열량필요량(kcal/일)

① 트레이스만(Traisman) 공식 : 1,000 + (만 나이 × 100)

② 연령과 성별에 따른 열량요구량(출처 : 대한당뇨병학회 교육위원회)

· 출생 후 1세까지 : 1,000 kcal/일

· 2 ~ 10세까지 : 매년 100 kcal 씩 증가시킨다.

· 11 ~ 15세(여) : 2,000 kcal + (10세 이후 1년에 50 ~ 100 kcal 씩 추가)
  11 ~ 15세(남) : 2,000 kcal + (10세 이후 1년에 200 kcal 씩 추가)

· 15세 이상 : 매우 활동적인 경우 50 kcal/kg, 보통 활동인 경우 40 kcal/kg,
  주로 앉아 있는 경우 30 ~ 35 kcal/kg

2. 성장기 이후 하루 열량필요량(kcal/일) 계산공식

· 가벼운 활동 : 표준체중(kg) × 25 ~ 30 kcal/일

· 중등도의 활동 : 표준체중(kg) × 30 ~ 35 kcal/일

· 심한 활동 : 표준체중(kg) × 35 ~ 40 kcal/일

성장기 이후 표준체중(kg) 계산식

남자 = 키(m) × 키(m) × 22

여자 = 키(m) × 키(m) × 21

활동량 평가 방법

· 가벼운 활동 : 앉아서 하는 일, 운전, 타이핑, 연주, 다림질, 바느질, 앉아서 수업 받기, 글쓰기, 요리하기, 설거지

· 중등도의 활동 : 보통 속도로 걷기, 마루 닦기, 유리창 닦기, 빨래 , 목욕, 청소, 아이 보기, 짐 들기, 페인트 칠하기, 야구, 배구, 탁구, 자전거 타기 등

· 심한 활동 : 운동경기, 등산, 빠르게 달리기, 무거운 짐의 운반, 나무베기, 밭갈기 등 농업활동, 광산활동

2) 탄수화물(당질)

탄수화물(당질)은 우리 몸의 에너지를 공급해 주는 주요 성분으로 1 g이 연소되면 4 kcal의 열량을 냅니다. 보통 한국인의 식사에서 차지하는 총 당질량은 평균 70 ~ 75% 정도인 것으로 알려져 있으나, 당질 섭취에 민감한 당뇨병환자의 식사에는 총 칼로리의 55 ~ 60% 정도의 당질 섭취를 권장합니다.

단순당질의 대표 식품인 설탕을 당뇨병 환자의 식사에 사용하는 것이 혈당 조절에 지장을

초래한다는 과학적 근거는 없으나, 설탕을 사용할 시에는 몇 가지 사항을 고려해야 합니다. 지나친 설탕 섭취는 충치를 유발할 수 있고, 설탕이 들어 있는 디저트는 흔히 당질과 함께 지방을 함유하고 있어 고지혈증을 악화시킬 수도 있으며, 설탕이나 과당의 투여가 인슐린 저항성을 악화시킨다는 동물실험 보고도 있습니다. 또한 설탕은 당질을 제외한 다른 영양소의 함량이 극히 낮아 영양적으로 좋은 식품이 아닙니다. 따라서 과자, 도넛, 음료수 등과 같이 설탕이 많이 든 음식을 섭취하기를 원한다면, 식사 계획 시 영양적으로 균형 잡힌 식품들을 우선적으로 섭취한 후에 나머지 칼로리를 이러한 음식으로 섭취하는 것이 바람직합니다.

3) 단백질

단백질은 근육과 피를 만드는 등 우리 몸을 구성하고 있는 중요한 영양소입니다. 1 g 당 4 kcal의 열량을 내며, 정상적인 성장, 발달, 체단백질 유지를 위해서 적절한 단백질 섭취가 필수적입니다. 합병증으로 인해 단백질 제한이 필요한 경우를 제외하고는 일반적으로 소아 및 청소년의 연령별, 체중별 권장량에 맞추어 단백질 필요량을 결정하며, 총 칼로리의 15 ~ 20%가 되도록 계획합니다. 일반적으로 많은 양의 단백질 섭취는 지방의 섭취도 증가시켜 식후 혈당을 느리게 상승시킬 수 있으므로 인슐린 조정이 필요할 수 있습니다. 고단백 식사를 하는 경우 일반적인 인슐린 용량을 주입하고, 3 ~ 5시간 후에 추가 인슐린을 주사할 수 있고, 인슐린 효과를 평가하기 위해 자가 혈당 검사를 하여 관리하는 것이 좋습니다.

4) 지방

지방은 열량 공급원인 동시에 피부를 보호하고, 체온을 유지해 주는 역할을 합니다. 1 g 당 9 kcal의 열량을 내며, 다른 영양소에 비해 열량이 높기 때문에 많은 양을 섭취할 경우 비만해지기 쉽습니다. 당뇨병을 가진 소아 및 청소년은 일반 아동보다 동맥경화증 위험이 높으므로, 합병증 발생을 늦추고 성인기의 관상동맥질환을 예방할 수 있도록 지방은 1일 섭취 총 칼로리의 30% 미만으로 제한하는 것이 바람직합니다(포화지방 7% 이하, 트랜스지방 섭취 최소화). 콜레스테롤은 1,000 kcal 당 100 mg으로 제한하는 것이 권장됩니다(1일 300 mg 이하). 지방이 많은 음식은 위를 비우는 시간을 느리게 하며, 식후 혈당 상승을 완만하게 만듭니다. 이러한 고지방 음식의 영향을 체크하기 위해서는 식후 3 ~ 4시간에 혈당을 체크하는 것이 바람직하며, 만약 혈당이 많이 오른다면 작용시간이 긴 인슐린을 조정하거나 작용시간이 짧은 인슐린 투여를 생각해 볼 수 있습니다. 그러나 평소 고지방 식사를 자주 하였다면 지방 섭취를 줄이는 것이 우선입니다.

5) 비타민과 무기질

비타민은 우리 몸을 구성하는 성분도 아니고 열량도 없지만, 신체의 생리작용을 조절하고 성장을 돕는 일을 하고 있어 매우 중요한 영양소입니다. 또한 무기질은 우리 몸의 구성물질로 4 ~ 5%의 적은 비율을 차지하지만 체내생리기능에 꼭 필요한 성분들이며 칼슘(Ca), 인(P), 칼륨(K), 황(S), 나트륨(Na), 마그네슘(Mg) 등이 해당됩니다. 매일 다양한 식품을 먹음으로써 신체에 필요한 많은 종류의 비타민과 무기질을 섭취할 수 있습니다. 만성적으로 혈당이 높은 경우 비타민 B군을 보충해주는 것이 다뇨를 통한 영양소의 손실에 도움을 주기도 합니다. 올바른 식품 선택을 통한 식사와 간식으로 비타민과 무기질을 섭취하는 것이 바람직하며 추가적인 보충제의 섭취는 권장하지 않습니다. 이러한 비타민과 무기질은 주로 과일, 채소류와 우유류에 많이 함유되어 있습니다.

6) 섬유소

섬유소가 많은 식품은 부피가 크고 열량 밀도가 낮아서 고당질 식사에 따르는 고혈당과 이상지혈증을 개선시키는 이로운 작용을 합니다. 따라서 당뇨병이 있으면 충분한 양의 채소를 섭취하는 것이 좋습니다. 섬유소는 전분이나 당류와 달리 완전하게 소화 흡수되지 않으므로, 총 양이 같다면 섬유소 함량이 많은 식품이 적은 식품보다 혈당을 상승시키는 당질의 양이 적습니다. 따라서 섬유소와 관련된 혈당 조절을 위해서는 총 당질량으로부터 총 식이섬유소의 양을 빼는 것이 좋으며, 1회 섭취량이 5 g이나 그 이상인 경우 총 당질량에서 섬유소량을 제외하고 계산할 필요가 있습니다.

식품교환표를 이용한 식사 계획

1) 식품교환표(Food Exchange System)

식품교환표는 우리가 일상생활에서 섭취하고 있는 식품을 영양소 구성이 비슷한 것끼리 묶어 6가지 식품군으로 나눈 표입니다. 6가지 식품군은 주로 탄수화물이 포함되어 있는 곡류군(쌀, 국수, 식빵, 옥수수, 감자), 단백질과 지방이 포함되어 있는 어육류군(생선, 고기, 계란, 두부, 콩), 비타민 및 무기질과 식이섬유가 많이 포함된 채소군(배추, 당근, 시금치, 미역), 지방으로 이루어진 지방군(식용유, 참기름, 버터, 마요네즈), 단백질과 무기질이 포함되어 있는 우유군(우유, 두유), 식이섬유와 각종 비타민을 함유하고 있으며 탄수화물도 많이 포함된 과일군(사과, 귤, 수박, 토마토)으로 구성되어 있습니다. 하루에 이들 6가지 식품군을 골고루 섭취해야 균형잡힌 식사가 됩니다. 일반적으로 곡류군은 주식으로, 어육류군과 채소군은 부식으로, 지방군은 조리용 기름으로, 우유군과 과일군은 간식으로 이용하게 됩니다.

〈식품군별 열량 함유량〉

		열량(kcal)	당질(g)	단백질(g)	지방(g)
곡류군		100	23	2	-
어육류군	저지방	50	-	8	2
	중지방	75	-	8	5
	고지방	100	-	8	8
채소군		20	3	2	-
지방군		45	-	-	5
우유군	일반 우유	125	10	6	7
	저지방 우유	80	10	6	2
과일군		50	12	-	-

2) 교환단위

같은 식품군 안에 있는 식품들은 영양소의 구성이 비슷하므로 열량이 같으면 서로 대체하여 섭취할 수 있습니다. 식품군마다 같은 열량을 내는 식품들의 무게를 정하였는데, 그 무게를 '1 교환단위(1 exchange)'라고 합니다. 따라서 같은 식품군 내에서 같은 '교환단위'들은 서로 자유롭게 대체하여 섭취할 수 있습니다. 즉, 식품교환표를 이용한 식사 관리에서는 식사 및 간식을 섭취할 때 같은 군에 속한 음식은 대체하여 먹을 수 있는데, 이때 같은 교환단위량으로 대체하여 먹으면 됩니다. 예를 들어, 쌀밥 2/3공기(140 g)는 곡류군에 속하며 2 교환단위이므로 다른 음식을 먹고 싶을 때에는 같은 곡류군에 속하는 식빵의 2 교환단위에 해당하는 2쪽(70 g)을 먹을 수 있습니다. 그러나 곡류군에 속하는 밥을 적게 먹는 대신 어육류군에 속하는 고기를 더 먹을 수는 없습니다. 또한, 같은 식품군에 속한 음식으로 교체하여 먹는다 하더라도 2 교환단위에 해당하는 식빵 2쪽을 먹어야 하며, 3 교환단위에 해당하는 식빵 3쪽을 먹을 수는 없습니다.

<식품군 교환표>

식품군		1 교환단위의 예	밥 1/3 공기			열량(kcal)
			당질	단백질	지방	
곡류군		밥 1/3공기, 감자(중) 1개, 식빵 1쪽, 삶은 국수 1/2공기, 떡 3개	23	2		100
어육류군	저지방군	소, 돼지, 닭고기의 순살코기 40 g (탁구공 크기), 흰살 생선 (소)1토막 1개, 새우(중하) 3마리, 멸치(잔것) 1/4컵, 조갯살 1/3컵		8	2	50
어육류군	중지방군	계란(중) 1개, 두부 1/6모, 순두부 1컵, 햄 1쪽, 등푸른 생선(소)1토막		8	5	75
어육류군	고지방군	갈비 40 g, 치즈 1.5장, 프랑크 소시지 1과 1/3		8	8	100
채소군		당근 70 g (1/3토막), 시금치 70 g (익혀서 1/3컵), 콩나물 70 g (익혀서 2/5컵), 오이 70 g (1/3토막), 양송이 버섯 50 g, 포기김치 50 g, 무 70 g, 김 2 g(1장)	3	2		20
과일군		사과(중) 1/3개, 귤(중) 1개, 배(중) 1/4개, 바나나(중)1/2개, 딸기(중) 10개	12			50
우유군	일반우유	우유 200 ml, 두유 200 ml, 분유 5큰술(25 g) (맘마QT 한스푼=2.6 g)	10	6	7	125
우유군	저지방우유		10	6	2	80
지방군		땅콩 1큰술, 잣 1큰술, 마요네즈 1.5작은술, 식용유, 들기름, 참기름 1작은술			5	45

3) 6가지 식품군

6가지 식품군의 특징에 대한 설명입니다. 자세한 식품군별 교환단위는 부록을 참고하세요.

(1) 곡류군

곡류군에 속하는 식품에는 혈당을 많이 올리는 탄수화물이 주로 들어 있습니다. 곡식류, 밀가루, 감자류, 떡류, 빵류, 과자류 등이 이에 속합니다.

■ 섭취 시 고려사항

- 탄수화물 함량이 높아 혈당을 많이 상승시키므로 알맞은 양을 섭취합니다.
- 평소에 간식으로 섭취하던 종류(떡, 빵, 감자, 고구마, 옥수수, 과자류 등)에 유의합니다.
- 쌀밥보다 섬유소가 많이 함유되어 있는 잡곡밥을 섭취합니다.

(2) 어육류군

어육류군에 속하는 식품에는 주로 단백질이 많이 들어 있으며, 고기류, 생선류, 콩류, 난류 등이 속합니다. 어육류군에는 단백질 이외에도 지방이 들어 있는데, 지방이 함유된 정도에 따라 저지방군, 중지방군, 고지방군으로 분류됩니다.

■ 섭취 시 고려사항

- 고기는 기름을 제거하고 살코기 위주로 섭취합니다.
- 육가공품, 내장육, 건어물류, 젓갈류 등은 염분 함량이 많기 때문에 과량 및 잦은 섭취는 주의합니다.
- 고기류는 야채와 같이 먹으면 포만감을 느낄 수 있습니다.

(3) 채소군

채소군에 속하는 식품에는 비타민, 무기질이 주로 들어 있으며, 식이 섬유소도 많이 함유되어 있습니다. 채소류, 해조류 등이 채소군에 해당됩니다.

■ 섭취 시 고려사항

- 매끼 2 ~ 3가지 야채 반찬을 꼭 챙겨서 먹습니다.
- 절임류는 염분 함량이 많기 때문에 섭취를 줄이는 것이 좋습니다.

(4) 지방군

지방군에 속하는 식품에는 주로 식용유를 비롯하여 각종 식물성 지방, 동물성 지방, 견과류 등이 해당됩니다.

■ 섭취 시 고려사항

- 기름에 튀기거나 부치는 조리법보다는 기름을 적게 사용하는 조림, 구이, 볶음, 찜 등의 조리법을 선택합니다.
- 크림, 버터, 마가린, 커피프림 등은 가급적 줄입니다.

(5) 우유군

우유군에 속하는 식품에는 단백질과 무기질이 주로 들어 있으며 우유, 두유 등이 해당됩니다.

(6) 과일군

과일군에 속하는 식품에는 주로 탄수화물이 들어 있습니다. 과일군에 함유된 당질은 거의 단순 당질이지만, 식이 섬유소나 여러 가지 비타민도 들어 있습니다.

■ 섭취 시 고려사항

- 식이 섬유소나 여러 가지 비타민이 많지만 단순당 함량도 높아 혈당을 상승시키므로 알맞은 양을 섭취합니다.
- 과일 주스보다는 생과일을 먹습니다.

4) 식사 계획

1형 당뇨병이 있는 소아, 청소년의 식사에서 가장 중요한 원칙은 '식사의 규칙성' 입니다. 식사나 간식은 매일 같은 시간에 섭취하고 음식의 양이나 조리방법도 유사하게 유지합니다. 정상적인 성장과 발달을 위해 충분한 열량 섭취가 필요하며 성장과 발달 정도를 주기적으로 평가하고 정상적인 성장이 이루어질 수 있도록 식사 계획을 조정해 주어야 합니다. 인슐린 치료는 평소 식사와 활동량에 맞추어야 하는데 식사량과 시간이 불규칙해지면 주사한 인슐린과 균형이 깨어져서 저혈당이나 고혈당이 반복될 수 있습니다.

식품교환표를 이용한 식사 계획은 다음과 같습니다.

(1) 하루 필요 열량을 계산합니다.

예〉 만 7세 아이의 경우

열량 = 1000 + (7 × 100) = 1700 kcal

(2) 열량에 따른 각 식품군별 교환단위수를 정합니다.

다음 표는 1형 당뇨병이 있는 소아청소년에게 적용할 수 있도록 식품군 교환단위수를 배분한 예입니다.

〈열량별 식품군과 교환단위수 배분의 예〉

식품군 열량	곡류군	어육류군 (저지방/중지방)		채소군	지방군	우유군	과일군
1200	5	1	2	6	3	1	2
1300	5	1	2	6	3	2	2
1400	6	1	2	6	3	2	2
1500	6	1	3	6	3	2	2
1600	7	1	3	6	3	2	2
1700	7	2	3	7	4	2	2
1800	8	2	3	7	4	2	2
1900	9	2	3	7	4	2	2
2000	9	2	4	7	4	2	2
2100	10	2	4	7	4	2	2
2200	10	2	4	7	4	3	2
2300	10	3	4	7	5	3	2
2400	11	3	4	7	5	3	2
2500	12	3	4	7	5	3	2
2600	13	3	4	7	5	3	2
2700	13	3	5	8	5	3	2
2800	14	3	5	8	5	3	2

(3) 끼니별로 교환단위수를 배분합니다.

<예 : 1일 1700 kcal 끼니별 교환단위수>

식품군		교환	아침	간식	점심	간식	저녁	간식
곡류군		7	2		2		2	1
어육류군	저지방	2			1		1	
	중지방	3	1		1		1	
채소군		7	2		2.5		2.5	
지방군		4	1.5		1.5		1	
우유군		2		1				1
과일군		2				2		

(4) 식품교환표를 이용하여 식품을 선택하고 실제 섭취할 식품의 양을 계산합니다.

<예> 1700 kcal 의 식품 섭취량 예

	아침	오전	점심	오후	저녁	야식
곡류군 교환수	2		2		2	1
잡곡밥(70 g)	70 × 2 = 140 g (잡곡밥 2/3공기)		70 × 2 = 140 g (잡곡밥 2/3공기)		70 × 2 = 140 g (잡곡밥 2/3공기)	감자 1개
어육류군 교환수	1		2		2	
고기(40 g)	40 × 1 = 40 g 불고기				40 × 1 = 40 g 닭고기	
생선(50 g)			50 × 1 = 50 g 생선1토막		50×1=50 g 생선1토막	
두부(80 g)			80 × 1 = 80 g 두부			
채소군	매 끼 야채 반찬 2 ~ 3가지					
지방군	1.5		1.5		1	
우유군 교환수		1				1
우유(200 cc)		우유 1컵				두유 1컵
과일군 교환수				2		
딸기(150 g)				150 × 2 = 딸기 300 g		

탄수화물 계산과 혈당지수

1) 탄수화물 함유 식품

탄수화물은 우리 몸에 에너지를 공급해 주는 주요 성분으로 소화되어 포도당이 됩니다. 탄수화물은 식품군 중 곡류군과 우유군, 과일군에 주로 들어 있으며, 섭취 후 흡수가 빨리되는 단순 탄수화물과 천천히 소화된 후 흡수되는 복합 탄수화물로 나누어 집니다. 영양소 중 혈당에 직접적으로 영향을 주는 것이 탄수화물이므로, 혈당을 잘 조절하기 위해서는 탄수화물 함유식품(아래 표)을 알고, 또한 섭취하는 탄수화물 양을 가늠할 수 있어야 합니다.

〈탄수화물 함유식품〉

식품군	식품명	당질
곡류군	밥 1/3공기 = 식빵 1쪽 = 고구마 1/2개 = 감자 1개 = 크래커 5쪽	23 g
우유군	우유 200 cc = 두유 200 cc = 플레인 요구르트 150 cc	10 g
과일군	귤 120 g = 토마토(소) 2개 = 사과(중) 1/3개 = 바나나 1/2개	12 g
당질 + 지방	초콜릿, 아이스크림, 케이크, 피자, 라면	
단순 당질	설탕, 잼, 꿀, 물엿, 사탕 등	

연습문제 1. 탄수화물 포함하는 식품에 익숙하자!

다음 중에서 탄수화물을 포함하고 있는 식품을 모두 골라보세요.

- ☐ 잡곡밥 1공기
- ☐ 삼겹살 200 g
- ☐ 조기 1마리
- ☐ 토마토 1개
- ☐ 구운 오징어
- ☐ 두부 1모
- ☐ 땅콩 10알
- ☐ 포카리스웨트 1캔
- ☐ 참기름 1숟가락
- ☐ 무가당 오렌지주스 1컵(200 mL)

답 : 잡곡밥 1공기, 포카리스웨트 1캔, 토마토 1개, 무가당오렌지주스 1컵

2) 탄수화물 계산의 실제

식사를 할 때 탄수화물 몇 그램(g)을 섭취하는가를 계산하는 것이 탄수화물 계산(carbohydrate counting)입니다. 일상생활에서도 몇 가지 방법으로 탄수화물 섭취량을 계산할 수 있습니다.

① 영양성분 표시(식품 라벨)를 이용한 탄수화물 계산

구매하는 식품에는 식품 라벨이 있습니다. 식품 라벨의 형식은 제품별로 조금씩 다르나 이를 참고하여 먹은 식품에서의 탄수화물 양을 계산하면 됩니다. 식품 라벨에 나온 탄수화물은 1회 제공량을 기준으로 한 것이므로 이를 유의하시기 바랍니다.

〈예 1 : OOO요구르트〉

영양기준 1회 제공량 1컵(180 mL) 총 1회 제공량

열량	175 kcal	포화지방	3.3 g(22%)
탄수화물	25 g(8%)	트랜스지방	0 g
당류	6 g	**콜레스테롤**	20 mg(7%)
단백질	6 g(10%)	**나트륨**	95 mg(5%)
지방	5 g(10%)	**칼슘**	185 mg(26%)

*( )% 영양소 기준치 : 1일 영양소 기준치에 대한 비율임.

→ 한 병을 다 먹으면 총 25 g의 탄수화물을 섭취한 것입니다. 탄수화물 아래에 표시된 당류는 탄수화물 중 일부를 표시한 것으로 총 탄수화물을 계산할 때 25 + 6 g으로 계산하지 않습니다.

〈예 2 : △△ 과자〉

영양성분	1회 제공량(17개) : 25 g 총 약 4회 제공량(102 g)
1회 제공량 당 함량	열량 134 kcal, 탄수화물 14 g(4%), 당류 1 g 미만, 단백질 1.4 g(2%), 지방 8 g(16%), 포화지방 3.1 g(21%), 트랜스지방 0 g, 콜레스테롤 0 mg(0%), 나트륨 116 mg(6%)

*( ) 안의 수치는 1일 영양소 기준치에 대한 비율임.

→ 1회 제공량(17개)을 먹으면 탄수화물 14 g을 섭취한 것입니다.

→ 1통을 다 먹으면 총 4회 분량을 먹었으므로 탄수화물 약 56 g (14 × 4 = 56)을 섭취한 것입니다.

〈예 3 : 외국 라벨의 경우〉

Nutrition Facts

serving Size 1/2 cup(about 82 g) servings Per Container 8		← 1회 제공량(본 제품의 경우 1/2컵)
Amount Per Serving		
Calories 200	**Colories from Fat** 130	← 1회 제공량의 칼로리
	% Daily Value*	
Total Fat 14 g	**22%**	← 1회 제공량의 지방함량
Saturated Fat 9 g	45%	
Trans Fat 0 g		
Cholesterol 55 mg	**18%**	← 1회 제공량의 콜레스테롤
Sodium 40 mg	**2%**	← 1회 제공량의 나트륨(염분)
Total Carbohydrate 17 g	**6%**	← 1회 제공량의 탄수화물
Dietary Fiber 1 g	4%	
Sugars 14 g		
Protein 3 g		← 1회 제공량의 단백질
Vitamin A 10%	· Vitamin C 0%	
Calcium 10%	· Iron 6%	

*Percent Daily Values are based on a 2,000 calorie diet, Your daily values may be higher or lower depending on your calorie needs:

	Calories:	2,000	2,500
Total Fat	Less than	65 g	80 g
Saturated Fat	Less than	20 g	25 g
Cholesterol	Less than	300 mg	300 mg
Sodium	Less than	2,400 mg	2,400 mg
Total Carbohydrate		300 g	375 g
Dietary Fiber		25 g	30 g

Calories per gram:

Fat 9 • Carbohydrate 4 • Protein 4

→ 1회 제공량 (1/2 컵)을 먹은 경우 탄수화물 17 g을 섭취

② 식품교환표를 이용한 탄수화물 계산

식품 라벨이 없을 때에는 식품교환표를 이용하여 탄수화물 계산을 할 수 있습니다. 6가지 식품군 중 주로 곡류군, 우유군, 과일군에 탄수화물이 많이 들어 있어 이 세 가지 식품군을 우선적으로 생각하여 계산합니다. 채소군에도 탄수화물이 들어 있으나 양이 적고 섬유소와 함께 섭취되면 당의 흡수가 적어지므로 계산에 넣지 않습니다.

	1 교환량의 열량(kcal)	탄수화물(g)	식품의 예 (1 교환단위 기준)
곡류군	100	23	밥 70 g(1/3공기), 죽 140 g(2/3공기), 식빵 35 g (1쪽), 떡 50 g, 고구마 70 g(1/2개)
어육류군	50 ~ 100		쇠고기 40 g, 가자미/동태/조기 50 g, 두부 80 g
채소군	20	3	무/오이/콩나물 70 g, 버섯 50 g
지방군	45		식물성기름 5 g, 견과류 8 g
우유군	125	10	우유/두유 200 cc
과일군	50	12	사과(부사) 80 g, 바나나(1/2개) 50 g, 귤 120 g, 수박 150 g, 오렌지주스 1/2컵

식품교환표를 이용하여 탄수화물 계산을 연습해 봅시다.

연습 1단계

곡류군 2단위, 어육류군 1단위, 채소군 1단위, 과일군 1단위를 먹었을 때 탄수화물 섭취량을 계산해 보세요.

곡류군 1단위는 탄수화물 23 g → 곡류군 2단위는 탄수화물 46 g

과일군 1단위는 탄수화물 12 g → 과일군 1단위는 탄수화물 12 g

어육류군과 채소군은 계산에서 제외함 –

총 탄수화물 섭취량 : 58 g

연습 2단계

위의 식품교환표를 이용하여 아래 식품에 함유된 탄수화물 양을 계산해 보세요.

1) 밥 1공기(210 g) → 탄수화물 (　　)g
2) 식빵 2쪽(70 g) → 탄수화물 (　　)g
3) 두유 1컵(200 cc) → 탄수화물 (　　)g
4) 바나나 1개(100 g) → 탄수화물 (　　)g
5) 고구마 1개(140 g) → 탄수화물 (　　)g

답 : 밥 1공기(곡류군 3단위): 23 g × 3단위 = 69 g
식빵 2쪽(곡류군 2단위): 23 g × 2단위 = 46 g
두유 1컵(우유군 1단위): 10 g × 1단위 = 10 g
바나나 1개(과일군 2단위): 12 g × 2단위 = 24 g
고구마 1개(곡류군 2단위): 23 g × 2단위 = 46 g

연습 3단계

다음과 같이 식사를 한 경우 탄수화물 섭취량을 계산해 보세요.

식사	음식명	식품교환군	탄수화물 양(g)
아침식사	식빵 2조각 야채샐러드 시판 드레싱 땅콩버터 치즈 1장 계란 반숙 1개 오렌지주스 1/2컵	곡류군 2단위 채소군 당분 함유 지방군 어육류군 어육류군 과일군 1단위	23 g x 2 = 46 g - 영양정보 이용(약 2 g) - - - 12 g 총 : 60 g
점심식사	잡곡밥 2/3공기 미역국 가자미구이 감자조림(반개) 오이생채 김치	곡류군 2단위 채소군 어육류군 곡류군 0.5단위 채소군 채소군	23 g x 2 = 46 g - - 12.5 - - 총 : 58.5 g
간식	우유 1잔(200 mL) 사과 1/3개	우유군 1단위 과일군 1단위	10 g 12 g 총 : 22 g
저녁식사	떡국 1 그릇 숙주나물 김치	곡류군 3단위 채소군 채소군	23 g x 3 = 69 g - - 총 : 69 g

3) 탄수화물 계산의 응용

① 인슐린-탄수화물 비(Insulin-to-Carbohydrate Ratio)

인슐린 집중치료를 하는 경우, 식사 인슐린의 용량은 탄수화물을 얼마나 섭취하는가에 따라 결정됩니다. 즉, 몇 그램(g)의 탄수화물을 먹을 때 인슐린은 몇 단위 맞을지를 여러 번의 경험과 계산을 통해 구할 수 있는데, 이를 인슐린-탄수화물비 라고 합니다. 자세한 내용은 4장의 인슐린 치료의 실제편을 참고하십시오.

② 혈당지수(Glycemic Index)

같은 양의 탄수화물을 함유한 식품을 섭취하여도 식품에 따라 소화, 흡수되는 정도가 달라 식후 혈당 변화에 차이가 있는데, 이를 비교할 수 있도록 수치화 한 것이 혈당지수(Glycemic Index, GI)입니다. 포도당 50 g을 먹었을 때 혈당이 오르는 정도를 100 이라고 할 때 다른 식품의 섭취 후 혈당이 오르는 정도를 정한 것으로, 혈당지수가 클수록 탄수화물 양이 같아도 혈당이 많이 오르게 됩니다.

당지수가 70 이상이면 고당지수 식품, 56 ~ 69이면 중당지수 식품, 55 이하이면 저당지수 식품으로 분류합니다. 같은 곡류군 또는 과일군 1단위라고 하더라도 식품별로 당지수가 서로 달라 혈당이 오르는 정도에 차이가 있을 수 있으며, 당뇨병이 있는 경우 혈당지수가 낮은 음식을 먹는 것이 혈당관리에 유리합니다.

<식품변 당지수와 당부하지수>

식품	혈당지수	식품	혈당지수
찹쌀밥	92	파인애플	59
흰 쌀밥	86	포도	46
떡	91	초콜릿	43
구운 감자	85	오렌지	43
콘플레이크	81	귤	40
당근	71 ~ 90	우유	27
흰빵류	70 ~ 79	요거트	36
게토레이	78	사과	38
아이스크림	61	배	38
수박	72	복숭아	28
환타	68	소시지	28
바나나	52 ~ 60	강낭콩	25 ~ 29
현미밥	55	보리	25
고구마	61	콩	15 ~ 19
호밀빵	50	땅콩	13

* 식품의 조리법 및 익은 정도에 따라 혈당지수는 달라집니다.

혈당지수는 여러 인자에 의해 결정되는데, 지방 함량이 높거나 섬유소가 많을수록 혈당지수가 낮아집니다. 지방함량이 높은 식품은 혈당지수는 낮으나 건강 식품은 아닐 수 있으므로 섬유소가 많은 식품을 섭취하는 것이 좋습니다. 또한 식품의 조리법 및 익은 정도, 체중, 혈당 등에 따라서도 혈당지수는 달라질 수 있으며, 같은 음식에 대해서도 개인별로 차이가 있고, 함께 먹는 식품에 따라서도 달라질 수 있습니다.

실제 먹는 탄수화물 양과 혈당지수를 함께 고려한 개념이 당부하(Glycemic loading)입니다. 즉, 탄수화물 계산이 식품에 들어있는 당의 함량을 의미하는 것에 비해 당부하는 실제로 혈당을 올리는 총 당분의 양을 뜻하는 것입니다. 혈당지수와 당부하지수는 식사 후 혈당의 변화를 예측하는데 유용한 개념입니다. 그러나 국내의 경우 국내 상용 식품의 혈당지수 자료가 부족하며, 혈당지수가 낮은 식품을 소개하는 경우 탄수화물 함량을 간과할 우려가 있는 등 혈당지수가 갖는 여러 가지 제한점으로 인해 실생활에 적용하기에는 어려움이 있습니다. 따라서 다음과 같이 혈당지수를 낮추는 식사습관을 유지하도록 합니다.

혈당지수를 낮추는 식사요령

- 흰 밥보다는 잡곡밥을, 흰 빵보다는 통밀빵을, 찹쌀보다는 멥쌀을 선택한다.
- 채소류, 해조류, 우엉 등 식이섬유소 함량이 높은 식품을 선택한다.
- 주스 형태보다는 생과일, 생채소 형태로 섭취한다.
- 잘 익은 과일, 당도 높은 과일(예 : 열대과일)은 피한다.
- 조리 시 레몬즙이나 식초를 자주 이용한다.
- 식사 시 한 가지 식품만 먹기보다 골고루 섭취한다.
- 천천히 꼭꼭 씹어 먹는다.

간식과 외식

먹는다는 것은 살아있는 모든 사람들에게 희망이자 즐거움, 삶의 이유 등으로 인생의 주요 부분을 차지하고 있습니다. 역시 어린이와 청소년 당뇨인들에게도 식사, 특히 외식이나 간식은 삶의 즐거운 일이 아닐 수 없습니다. 당뇨병을 가진 소아청소년과 그 가족들은 음식과 음료에 탄수화물이 얼마나 포함되어 있고, 혈당에 어떤 영향을 미치는지, 또한 혈당을 유지하기 위해 사용하는 인슐린을 어떻게 조절하는지 배웁니다. 당뇨병은 즐거운 가족 외식, 생일 파티, 혹은 맛 집에서의 모임, 맛있는 간식 먹기 등의 모든 식이 활동을 중단 시키는 요인이 되지 않습니다. 다만 조금 더 계획을 세운다면 더 맛있고, 풍부한 영양을 섭취하면서 성공적으로 혈당을 조절할 수 있습니다.

평소와 다른 식사를 할 경우에는 다음과 같은 사항을 먼저 고려해야 합니다.

- **의료진 및 영양사와 상의합니다** : 특별한 활동에 앞서 추가적인 섭취량에 대하여 사용할 수 있는 인슐린양을 문의합니다.
- **도움을 구해봅니다** : 미처 계획을 세우지 못한 우연한 상황에 대해서는 꼭 부모님과 상의할 수 있도록 환경 및 관계를 만듭니다.
- **먼저 질문합니다** : "이건 무슨 음식이예요?" 잘 모르는 음식을 대할 때 자유롭게 질문 할 수 있도록 합니다.
- **꼭 확인합니다** : 정규 식사가 아닌 평소와 다른 음식을 먹게 될 경우 어디서, 무엇을, 얼만큼 먹을지를 잘 계획하고, 더 자주 혈당 상태를 확인합니다.

1) 간식

간식의 성분 및 열량을 확인하여 열량 범위 내에서 간식을 먹도록 합니다. 집에서 적절한 열량 계산을 통해 섭취하는 것이 가장 좋으나 실제 생활에서는 특히 학교와 같은 집단생활에 참여하는 경우 이를 실천하기에는 많은 어려움이 있습니다. 따라서 친구들과 어울려 정해진 열량 범위를 벗어나는 추가 간식을 먹게 될 경우가 많아 이에 대한 적절한 대처가 필요합니다. 그 방법으로 시판되는 과자의 성분 및 열량에 대해 미리 알아두도록 합니다.

한편 혈당관리를 위해 철저히 관리된 식사 요법을 강행할 경우 불만과 부모와의 대화 단절이라는 부정적인 요인이 발생할 수 있습니다. 그러므로 적당한 범위 내에서 추가적인 간식 섭취를 허용할 수 있는데, 예정된 식사와 간식을 모두 섭취한 후 추가로 간식을 더 섭취하는 경우 섭취 전 속효성 혹은 초속효성 인슐린 주사를 맞거나, 섭취 후 운동을 30분 정도 하도록 하여 혈당을 정상적으로 조절하는 것이 좋습니다. 그러나 추가로 섭취하는 간식이 많아지면 체중이 증가되고 혈당 조절 흐름이 깨질 수 있으므로 간식 횟수를 조절하는 것이 필요합니다.

좀 더 알아봅시다

- 너무 배가 고픈 상태에서 먹지 않도록 합니다. 간식 시기가 너무 늦거나 인슐린 주사 후 활동량 조절이 적절하지 않은 경우, 배가 고픈 상태에서 음식 섭취가 이루어질 경우, 필요 이상의 당질이 섭취되어 혈당 상태를 불안정하게 합니다
- 당분이 많이 함유된 음료는 가급적 피합니다. 음료를 마실 때에는 당질이 함유되지 않은 음료나 다이어트 음료를 선택하도록 하며, 갈증이 날 경우에는 먼저 물을 마시도록 합니다.
- 영양성분표시를 읽을 수 있어야 합니다. 영양성분에 기재된 양이 그 식품의 1회 분량이라는 것을 이해하고, 1회 분량에 포함된 당질의 양을 계산하여 섭취합니다.
- 간식 섭취 시 봉지, 팩 등에서 바로 꺼내 먹는 것보다 접시에 담아 먹는 것이 먹는 양을 조절하는 데 도움이 됩니다.
- TV 시청이나 컴퓨터를 하면서 간식을 먹지 않도록 합니다.
- 간식을 먹은 후 1.5 ~ 2시간 사이의 혈당을 확인합니다. 목표 혈당 내에 있지 않다면 어떤 음식을 먹었는지, 양은 얼마나 먹었는지, 탄수화물 함량은 얼마인지, 인슐린 양은 적절했는지 기억해 봅니다.

2) 외식

한 끼에 허용되는 외식의 열량은 하루 전체 섭취열량의 25%입니다. 즉, 만 10세 소아의 경우 2,000 kcal의 25%인 500 kcal가 한 끼의 외식으로 적당합니다. 그러나 외식을 하게 되면 보통 과다한 열량을 섭취하는 경향이 있으며, 영양적으로 불균형적인 식사를 하기 쉽습니다. 따라서 바람직한 혈당 조절을 위해서는 일주일에 1 ~ 2회 이상의 외식은 삼가는 것이 좋으며, 허용 열량보다 많은 열량을 섭취하는 경우에는 초과한 열량에 해당하는 속효성 인슐린이나 초속효성 인슐린을 투여하는 것이 좋습니다.

① 외식계획 시 고려사항

- 외식 시 섭취하는 음식은 대개 고열량이 많고, 영양소가 불균형하거나 염분 함량이 높으므로 이를 충분히 알고 외식 횟수를 줄이거나 메뉴 선택 방법에 대해 논의합니다.
- 외식을 할 때에는 가급적 식품군이 골고루 배합된 음식을 선택하고, 설탕과 기름이 많이 사용된 음식은 피하며, 본인의 양보다 너무 많이 먹지 않도록 개인 접시를 이용하는 것이 좋습니다.
- 외식 시 자주 이용하는 음식의 종류를 확인하여 외식할 때 양을 조절하거나 문제가 있는 음식을 대체하는 방법을 미리 생각해 둡니다.
- 가능하면 다양한 식품이 포함되어 영양소의 균형을 유지할 수 있는 한식을 선택하고, 튀김이나 볶음류, 패스트푸드는 자주 섭취하지 않도록 합니다.

* 부록 〈간식과 외식에서의 영양 구성〉을 참조

② 외식의 영양정보

〈열량별 외식 종류(1인분 기준)〉

열량(kcal)	음식명
250 ~ 300	녹두전, 야채죽
300 ~ 350	불고기(밥 없이 1인분), 생등심, 고기만두, 김치만두, 해물파전, 영양죽
350 ~ 400	김치전, 김밥, 전복죽
400 ~ 450	된장찌개, 청국장찌개, 낙지볶음, 생선초밥, 알밥, 수제비
450 ~ 500	김치찌개, 순두부찌개, 비빔냉면, 회냉면, 보쌈, 추어탕, 설렁탕, 진곰탕, 내장탕, 돼지갈비, 쇠고기국밥, 대구탕, 메밀국수, 기스면, 탕수육, 장터국수
500 ~ 550	채소비빔밥, 물냉면, 불낙전골, 육개장, 회덮밥, 유부초밥, 라면
550 ~ 600	비빔밥, 닭볶음, 양념갈비구이, 갈비찜, 삼겹살, 짬뽕, 떡만두국, 돌냄비우동
600 ~ 650	꼬리곰탕, 김치볶음밥, 카레라이스, 칼국수
650 ~ 700	자장면, 오므라이스
700 ~ 750	갈비탕, 일식도시락, 볶음밥
800 ~ 850	삼계탕
850 ~ 900	안심스테이크, 생선까스, 햄버그스테이크
950 ~ 1000	돈까스
1050 ~ 1100	정식

③ 패스트푸드

패스트푸드는 열량은 높으나, 단백질, 비타민, 무기질(특히 칼슘, 철분), 섬유소 등의 영양소가 적기 때문에 이를 많이 섭취하면 영양 불균형으로 면역력이 떨어질 수 있습니다. 또한, 소금, 설탕, 화학조미료의 과다한 사용으로 몸 속의 칼슘을 배출시켜 뼈를 약하게 하고 신진대사를 떨어뜨립니다. 어쩔 수 없이 패스트푸드를 먹을 경우에는 채소샐러드, 우유 등과 같은 음식을 함께 먹어 영양의 균형을 맞추는 것이 좋습니다.

<올바른 패스트푸드 섭취방법>

종류	섭취 방법의 예
햄버그	과일채소샐러드 + 우유와 함께 먹으면 부족한 칼슘(우유), 비타민과 무기질(채소나 과일샐러드)을 보충할 수 있습니다.
프라이드 치킨	콘(corn)채소샐러드 + 우유와 함께 먹으면, 부족한 탄수화물(옥수수), 비타민과 무기질(채소샐러드), 칼슘(우유)을 보충할 수 있습니다. 치킨의 튀김옷을 벗기고 먹으면 지방섭취로 인한 열량을 줄일 수 있습니다.
라면	달걀 + 채소를 넣어 끓이고 식후 떠먹는 플레인 요거트를 먹으면, 부족한 단백질(달걀), 비타민과 무기질(당근, 파, 김치), 칼슘(떠먹는 요구르트)을 보충할 수 있습니다. 스프를 덜어내고 적게 사용하면 나트륨을 적게 섭취할 수 있습니다. 면을 끓는 물에 따로 데쳐내면 지방함량을 줄일 수 있습니다.
피자	오이피클 + 채소, 과일샐러드와 함께 먹으면, 비타민, 무기질(오이피클, 채소, 과일)을 보충할 수 있습니다. 샐러드는 저열량소스(식초간장 소스 등)를 선택하면 열량을 줄일 수 있습니다.

3) 비교적 자유롭게 먹을 수 있는 식품

아래 제시된 식품은 열량이 비교적 적으므로 공복감을 피하기 위해 자유롭게 이용할 수 있습니다.

종류	식품의 예
국	기름기를 제거한 맑은 고깃국, 맑은 채소국
음료	생수, 녹차, 홍차, 보리차 등 맑은 차, 제로 칼로리 음료수
채소류	대부분의 채소류(오이, 배추 등) (단, 1 교환단위 당 당질 6 g 이상인 채소는 자유식품에서 제외 : 고춧잎, 쑥, 단호박, 당근, 도라지, 연근, 우엉, 매생이)
해조류	곤약, 김, 미역, 우무, 한천

4장

인슐린 치료의 실제

여러가지 인슐린 주사법

인슐린 치료는 당뇨병의 임상 양상과 혈당 조절의 목표에 따라 주사부터 인슐린 펌프를 이용한 지속적 인슐린 주입에 이르기까지 다양합니다.

1형 당뇨병에서 인슐린 치료를 하는 목적은 자연스러운 체내의 인슐린 분비와 최대한 유사하게 인슐린을 조절하여 건강을 유지하는 것입니다. 따라서 적절한 혈당조절을 위하여 1일 1 ~ 2회의 인슐린 주사보다는 3 ~ 4회 이상의 인슐린 주사, 또는 인슐린펌프를 통한 지속적인 투여가 바람직합니다. 이러한 치료는 많은 노력을 필요로 하기 때문에 철저한 혈당관리를 하고자 하는 의지와 그만한 능력이 있어야 하고, 실생활에 무리가 따르지 않아야 합니다. 자신에게 적합한 주사법을 선택한 후, 인슐린 사용법에 익숙해져 필요에 따라 적극적으로 인슐린을 사용할 수 있어야 하겠습니다.

당뇨병으로 진단받고 인슐린 치료를 시작하게 되면 하루 인슐린 용량이 체중 1 kg 당 1.5 ~ 2단위까지 많이 필요하기도 하지만, 췌장의 기능이 어느 정도 회복되면서 인슐린 요구량이 점차 줄어들어 하루에 체중 1 kg 당 0.5단위 이하로도 혈당이 유지되곤 합니다. 이 시기는 일시적 완화기로서 '밀월기'라고 불리기도 합니다. 밀월기가 끝나면 사춘기 전까지는 정상 혈당을 유지하기 위하여 하루에 체중 1 kg 당 0.7 ~ 1단위의 인슐린이 필요합니다. 급속한 성장이 일어나는 사춘기에는 체중 1 kg 당 1 ~ 2단위의 인슐린이 필요할 수 있으며, 성장이 끝나면 대개 체중 1 kg 당 1단위 미만의 인슐린이 필요합니다. 올바른 인슐린 용량은 저혈당증 문제를 유발하지 않고, 조화로운 성장을 유도하면서 가능한 최선의 혈당관리를 달성하는 용량입니다. 연령, 체중, 사춘기 단계, 당뇨병 단계, 유병 기간, 주사 부위, 식사량, 활동량, 질병 등에 따라 인슐린 필요량이 변하므로 용량의 조정이 3 ~ 6개월 간격으로 필요합니다.

인슐린 치료법의 선택

하루 총 인슐린의 배분은 하루의 주사 횟수에 따라 다릅니다. 중간형 인슐린(NPH)은 대부분의 경우 하루에 2회 주사하고, 속효성(RI) 인슐린이나 초속효성 인슐린은 탄수화물 섭취에 맞추어 하루에 2 ~ 4회 주사합니다. 전통적 치료법은 '하루 2회 주사법'이며, 하루에 3회 이상으로 인슐린을 나누어 주사하는 것을 '다회 주사법'이라고 합니다. 혈당을 좀 더 효과적으로 조절하기 위하여 인슐린을 3회 이상 주사하거나 인슐린 펌프를 이용하여 지속적으로 인슐린을 투여 하는 방법을 집중 또는 강화 인슐린 요법(intensified insulin therapy)이라고 합니다.

1) 1일 1회 주사법

아침에 중간형 인슐린이나 지속형 인슐린을 단독 주사하거나, 또는 속효성 인슐린과 중간형 인슐린을 혼합하여 아침에 1회 주사하는 방법입니다. 1형 당뇨병에서는 '밀월기'에 일시적으로 사용되는 주사법입니다.

2) 1일 2회 주사법

지속형 인슐린이 개발되기 전에 주로 사용하던 고식적 인슐린 주사법으로, 속효성 인슐린이나 초속효성 인슐린을 중간형 인슐린과 혼합하여 동시에 투여하는 방법입니다. 1일 2회, 즉 아침식사와 저녁식사 10 ~ 30분 전에 투여하여 혈당을 조절합니다. 1형 당뇨병의 진단 초기나 여러 번 주사를 맞기가 어려운 어린 소아에서 주로 사용됩니다.

1일 2회 주사법은 인슐린 주사 횟수가 적으며, 추가적인 인슐린 주사를 하지 않고 적절히 간식을 먹을 수 있는 장점이 있습니다. 그러나 혈당관리를 위해 정해진 시간에 식사와 간식을 규칙적으로 섭취해야 할 뿐 아니라 2회 주사로 식후 혈당을 잘 관리하기 어려운 단점이 있습니다.

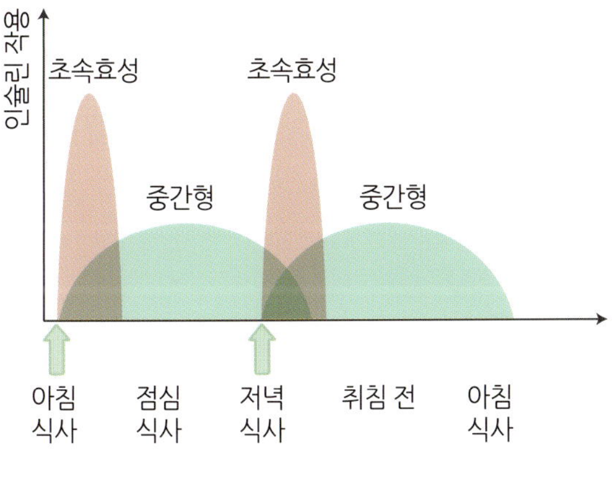

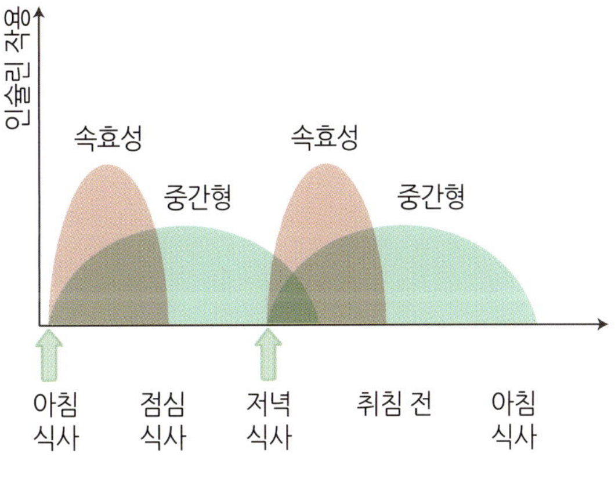

(1) 1일 2회 주사법에서의 인슐린 용량 조절

혈당이 목표 혈당에서 벗어날 때에는 적절하게 인슐린 용량을 조절해야 합니다. 그러나 혈당은 인슐린 양 뿐만 아니라, 식사와 활동량에 따라서도 변동이 생기므로 인슐린 용량의 조절은 며칠 간의 혈당경향을 보고 하는 것이 좋습니다.

- 규칙적으로 혈당 검사를 합니다. 매 식사 전과 자기 전에 혈당을 검사하고, 필요시 새벽 1 ~ 3시 경에 혈당 검사를 하여 혈당을 기록합니다.
- 혈당을 분석합니다. 3 ~ 5일간 지속적으로 목표 혈당보다 높거나 낮은 시간이 있는지를 생각합니다. 혈당이 높거나 낮은 것이 식사나 활동량(운동량)과 관련이 있는지를 생각하고, 식사나 운동에서 조절할 부분이 있으면 이를 먼저 조절합니다.
- 조절해야 하는 인슐린을 결정합니다. 반복적으로 목표 혈당보다 높거나 낮은 시간대에 주로 작용하는 인슐린을 결정합니다. 만약 아침 식전 혈당이 목표 혈당보다 높은 경우에는 새벽 1 ~ 3시에 혈당을 측정하여 함께 분석합니다.
- 변경이 필요한 인슐린을 10% 또는 1 ~ 2 단위씩 조절합니다.
- 인슐린 용량 조절에 대한 평가를 합니다. 용량을 조절하고 나서 3 ~ 5일간 혈당을 관찰하여, 인슐린 조절이 적절한지를 재평가합니다.

인슐린 용량의 조절은 아래 표와 같습니다. 인슐린 용량 조절은 한번에 한 종류씩 조절해야 원인도 모른채 혈당조절에 실패하는 악순환을 막을 수 있습니다. 그러나 저혈당이 지속될 경우에는 2가지 이상의 인슐린을 한번에 감량할 수도 있습니다. 인슐린 용량은 한번에 많이 변경하지 않고 한번에 10% 정도 조절하는 것이 적당합니다.

혈당 변화	인슐린 용량단위(U) 조절
아침식사 전 혈당	저녁 중간형 인슐린 조절
점심식사 전 혈당	아침 속효성 인슐린 조절
저녁식사 전 혈당	아침 중간형 인슐린 조절
취침 전 혈당	저녁 속효성 인슐린 조절
아침식사 전 고혈당 + 새벽 저혈당	저녁 중간형 인슐린 감량
아침식사 전 고혈당 + 새벽 고혈당	저녁 중간형 인슐린 증량

(2) 소모기현상과 새벽현상

저녁에 중간형 인슐린의 투여량이 많은 경우 새벽 2 ~ 3시경 혈중의 인슐린 양이 많아져 저혈당이 생기고, 이에 대한 인체의 보상작용으로 스트레스 호르몬의 분비가 증가하여 혈당이 상승하게 됩니다. 따라서 아침 공복 혈당이 높게 측정됩니다. 이러한 새벽 저혈당 후 아침에 혈당이 높아지는 것을 소모기현상이라고 합니다. 이 경우에는 저녁에 투여하는 중간형 인슐린 용량을 줄여야 하고 취침 전에 섭취하는 간식의 양을 늘려 새벽에 심한 저혈당이 발생하는 것을 예방하는 것이 좋습니다.

반면에 새벽현상은 새벽 2 ~ 3시경에 저혈당이 생기지 않고 밤 사이의 고혈당이 아침까지 지속되는 현상입니다. 저녁에 투여한 중간형 인슐린의 효과가 새벽에 서서히 사라지면서 혈당이 증가하고, 자는 동안 분비되는 성장호르몬으로 인하여 새벽에 혈당이 증가하게 되는 것입니다. 이 경우에는 저녁에 투여하는 중간형 인슐린의 용량을 약간 올리거나, 저녁 식사 전에는 속효성 인슐린만 투여하고 중간형 인슐린을 취침 전에 맞는 3회 인슐린 주사법을 사용하여 아침 공복 혈당을 조절합니다.

3) 1일 3회 주사법

아침 식전 혈당이 새벽 저혈당 없이 높아지는 경우, 저녁 식전 중간형 인슐린을 높이면 새벽에 저혈당이 생기는 경우가 있을 수 있습니다. 아침 고혈당이 뚜렷하나 저녁 중간형 인슐린을 새벽 저혈당 때문에 충분히 올릴 수 없는 경우에는 저녁식사 전에 초/속효성 인슐린만을 주사하고, 취침 전 10시경에 중간형 인슐린을 따로 주사할 수 있습니다. 기본적으로는 1일 2회 주사법과 기본적으로는 같은 주사법에 해당합니다.

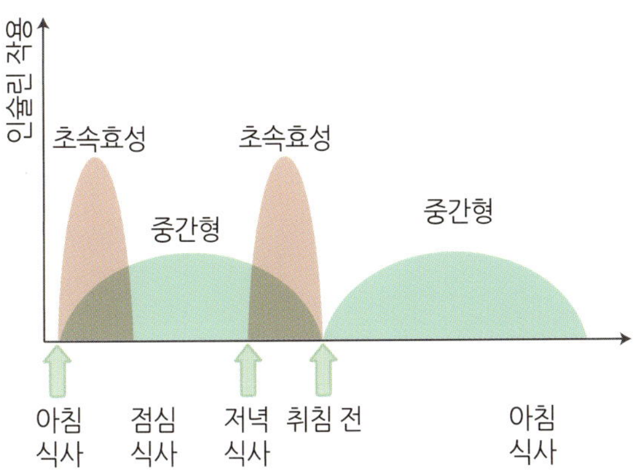

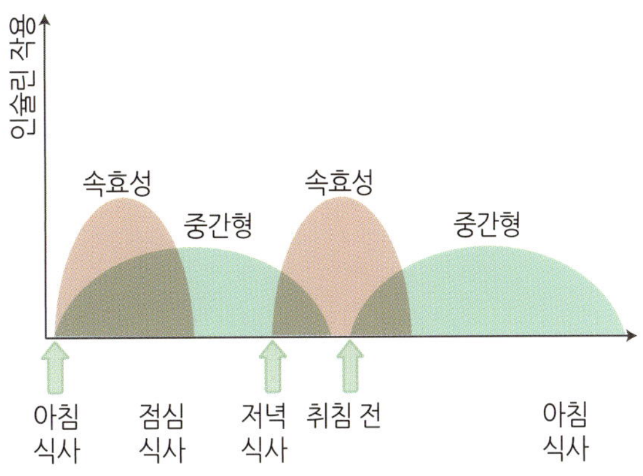

4) 다회 주사법 : 하루 4회 이상

당뇨병이 없을 때, 공복 시에도 적은 양의 인슐린이 분비되어 혈당이 안정되는데 이를 기저 인슐린이라고 합니다. 또 식사 후 혈당이 올라가면 많은 양의 인슐린이 분비되어 혈당이 조절되는데, 이를 식사 인슐린이라고 합니다.

다회 주사법은 정상인의 인슐린 분비 양상에 가깝게 식사 인슐린으로 초/속효성 인슐린을 주사하고 취침 전 또는 아침 식사 전에 기저 인슐린으로 지속형 인슐린 또는 중간형 인슐린을 1 ~ 2회 주사합니다. 하루에 필요한 전체 인슐린 용량의 50 ~ 60%를 식사 인슐린으로 나누어 투여하고, 나머지 40 ~ 50%를 기저 인슐린으로 투여하는 것이 일반적이나, 개인차가 있습니다. 다회주사법은 1일 2회 주사법에 비하여 혈당 조절이 더 잘되며, 생활의 변화에 따라 인슐린 양을 조절 할 수 있어 식사 시간과 양이 조금 더 자유로울 수 있고, 활동 및 운동량의 변화에도 더 자유롭게 혈당을 조절할 수 있는 장점이 있습니다. 또, 2회 주사법에 비해 식후 혈당을 잘 관리할 수 있는 장점이 있습니다. 그러나 혈당 조절 범위가 정상에 가깝게 좁아짐으로써 저혈당이 잘 올 수 있고, 저혈당 치료를 위해 음식 섭취가 많아지거나, 식사조절이나 운동을 덜하게 되어 체중이 증가 할 수 있습니다. 또한 간식을 먹을 때 마다 인슐린 주사를 해야 하므로 주사의 횟수가 많은 불편함이 있을 수 있습니다.

다회 주사법에서의 인슐린 용량 조절은 기저 인슐린 양의 조절과 식사 인슐린 양의 조절로 나누어 생각할 수 있으며, 일반적으로 기저 인슐린 양을 먼저 조절합니다. 초기에는 매 식전과 식후 2시간의 혈당을 기본적으로 측정해야 합니다.

인슐린 용량의 조절을 잘 하기 위해서는 인슐린의 작용시간을 잘 알아야 하며 인슐린의 작용 시간과 탄수화물 계산법도 알고 있어야 합니다.

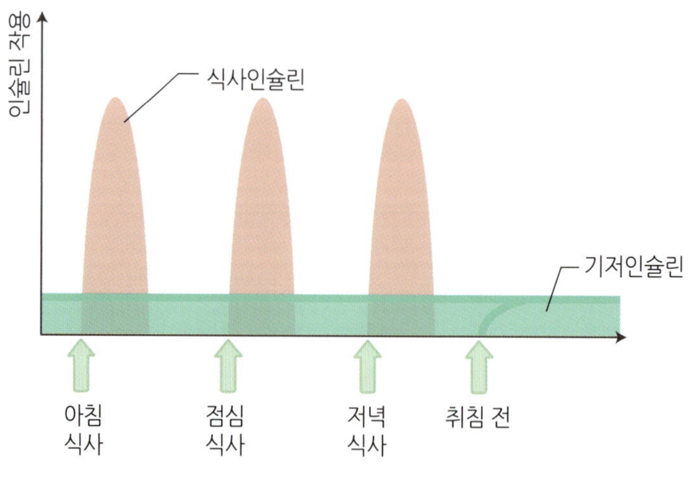

(1) 기저 인슐린의 결정

① 지속형 인슐린을 투여할 경우

의료진이 정해 준 용량 또는 이전에 사용했던 전체 인슐린 양의 40 ~ 50%를 지속형 인슐린으로 하루 1회 주사하고 새벽과 아침의 혈당이 목표 혈당에 안에 들어오는지를 3일 정도 관찰합니다. 만약 새벽과 아침 혈당이 목표 혈당보다 높으면 지속형 인슐린을 증량하고, 목표 혈당보다 낮으면 지속형 인슐린을 감량합니다. 만약 새벽 및 아침에 저혈당이 있으면, 3일까지 기다리지 않고 용량을 낮출 수 있습니다.

매 식전 혈당은 식사 인슐린에 의해서 주로 영향을 받으나 기저 인슐린에 의해서도 영향을 받으므로, 식전 혈당이 높거나 낮을 경우에도 기저 인슐린의 용량을 함께 생각할 수 있습니다. 용량을 조절할 때에는 보통 이전 사용량의 10% 또는 1 ~ 2 단위씩을 조절합니다. 지속형 인슐린은 최고 작용시간이 뚜렷하지 않고 사람에 따라 혈당이 많이 낮아지는 시간이 있는 경우도 있어, 이를 고려하여 밤에 자기 전에 투여할지 아침에 투여할지를 결정합니다.

② 중간형 인슐린을 투여할 경우

의료진이 정해준 용량 또는 이전에 사용했던 전체 인슐린 양의 40 ~ 50%를 중간형 인슐린으로 적절한 비율로 나누어 하루 1 ~ 2회 주사하고 새벽과 아침의 혈당이 목표 혈당 안에 들어오는지를 관찰합니다. 중간형 인슐린의 비율을 어떻게 할지는 의료진과 상의를 하여 결정합니다. 지속형 인슐린을 사용할 때보다 새벽 저혈당에 더욱 주의해야 하나, 새벽현상이 뚜렷하거나 오후에 소량의 간식을 하는 경우에는 더 좋은 점이 있을 수도 있습니다.

기저 인슐린

- 인슐린의 종류 : 지속형 인슐린 또는 중간형 인슐린
- 용량 결정에 중요한 혈당 : 아침 혈당, 새벽 혈당(보조적으로 점심, 저녁 식전 혈당)
- 투여 시기 : 밤 또는 아침

(2) 식사 인슐린의 결정

식사 인슐린으로는 초/속효성 인슐린을 사용합니다. 식사 인슐린은 기저 인슐린의 용량이 어느 정도 정해진 후에 결정을 할 수 있으며, 식후 혈당이 바람직한 혈당 범위에 들어오는 초/속효성 인슐린의 양을 결정하는 것입니다. 식후 혈당은 보통 180 mg/dL 이하가 되는 것이 바람직합니다. 식사 인슐린으로는 초속효성 인슐린을 더 많이 사용하며, 식사 직전에 투여하는 것이 일반적으로 바람직하나 경우에 따라 식사 직후에 투여할 수도 있습니다.

식사 인슐린의 양은 몇가지 방법으로 결정을 할 수 있으며, 간식을 먹을 때에도 동일한 방법을 적용합니다.

① 식전 혈당을 보고 식사 인슐린을 조절하는 경우

인슐린 다회 주사법을 하고 있으나 식후 혈당을 측정하지 못하는 경우에는 이전에 사용하던 전체 인슐린 용량의 50 ~ 60%를 삼등분하여 초/속효성 인슐린을 식사 전에 투여하고, 다음 식사의 식전 혈당을 보고 식사 인슐린의 용량을 평가할 수 있습니다. 이러한 경우 초속효성 인슐린을 사용하면 다음 식전 혈당을 측정할 시간에는 초속효성 인슐린의 작용이 거의 끝나있어, 다음의 식전 혈당이 먼저 투여한 식사 인슐린 용량이 적절한지와 기저 인슐린 양이 적절한지를 함께 보여 주고 있다는 사실을 알고 있어야 합니다.

〈식전 혈당에 따른 식사 인슐린의 조화〉

혈당 변화	조절하는 인슐린
아침 식사전 혈당	기저 인슐린조절
점심 식사전 혈당	아침 초속효성 인슐린 조절
저녁 식사전 혈당	점심 초속효성 인슐린 조절
취침 전 혈당	저녁 속효성 인슐린 조절

② 450 또는 500 법칙을 이용한 인슐린-탄수화물 비 구하기

하루 총 인슐린 사용량으로 450(속효성 인슐린 사용) 또는 500(초속효성 인슐린 사용)을 나누어 인슐린-탄수화물 비를 구합니다. 예를 들어, 이전 하루 총 인슐린 사용량이 30단위인 경우 인슐린-탄수화물 비는 15 또는 16이 되며, 한끼에 45 g의 탄수화물을 먹으면 3단위의 초/속효성 인슐린을 주사합니다. 개인에 따라 잘 맞지 않을 수도 있기 때문에, 일단 양을 정한 후 식사 전후의 혈당을 비교하여 용량을 수정해야 합니다.

③ 식사 일지를 통한 인슐린-탄수화물 비 구하기

식사 일지를 통해 매 식사에서 먹는 탄수화물 양을 계산하여 식사 인슐린의 용량을 결정하는 것입니다. 가장 바람직한 방법이나 용량이 정해질 때까지 시간과 노력이 많이 들어 갑니다. 그러나 일단 익숙해지면 혈당을 편하고 합리적으로 잘 관리할 수 있습니다.

- 먼저 식사일지를 적어 식사 시 섭취하는 탄수화물 양을 계산합니다.
- 식전에 일정한 양의 초/속효성 인슐린을 투여하고, 식후 2시간의 혈당이 바람직한지를 평가합니다. 만약 식전 혈당은 목표 혈당에 해당하나 식후 혈당이 지나치게 높거나 낮으면 다음 식사 인슐린의 용량을 조절합니다.
- 상기 방법을 수일간 반복하여 인슐린을 1단위를 맞을 때 몇 g의 탄수화물을 먹는 것이 적절한지, 인슐린-탄수화물 비를 결정합니다.
- 인슐린-탄수화물 비가 결정이 되면, 매 식사 시 섭취하는 탄수화물 양에 준하여 적절한 인슐린 용량을 투여합니다.
- 인슐린-탄수화물 비가 결정되면 매번 식후 혈당을 측정할 필요는 없으나, 적어도 일년에 2회 이상은 일정기간 동안 식후 혈당을 측정하여 사용 중인 인슐린-탄수화물 비가 적절한지를 재평가합니다.

인슐린-탄수화물 비는 성장, 체중의 변화에 따라 계속 달라지며, 아침, 점심, 저녁 마다 다를 수도 있고, 기타 몸의 상태에 따라서도 달라질 수 있습니다.

다음의 표에서 14세 남학생이 식사 인슐린을 정하는 과정을 살펴봅시다.

날짜	새벽 혈당	아침				점심				저녁				자기 전		비고
		식전 혈당	탄수 화물	초속효성 인슐린	식후 혈당	식전 혈당	탄수 화물	초속효성 인슐린	식후 혈당	식전 혈당	탄수 화물	초속효성 인슐린	식후 혈당	혈당	지속성 인슐린	
7/1	97	105	80	5	275	170	85	5	260	185	90	5	310	240	25	식후 혈당이 높음 →식사인슐린 증량
7/2	110	115	75	6	210	145	95	6	253	132	90	6	277	195	25	인슐린-탄수화물 비 : 13 →식사인슐린 증량
7/3	105	103	80	7	195	127	90	7	240	150	95	7	220	163	25	인슐린-탄수화물 비 : 12 →식사인슐린 증량
7/4	120	110	80	8	175	130	90	9	160	120	90	9	185	140	25	인슐린-탄수화물 비 : 10 →식사인슐린 유지
7/5	110	108	75	8	146	97	95	10	154	99	85	9	162	115	25	인슐린-탄수화물 비 : 10 →식사인슐린 증량
7/6	91	111	75	9	95	98	90	10	99	88	95	11	99	100	25	인슐린-탄수화물 비 : 8 →내일 감량
7/7	93	98	80	8	152	110	90	9	159	107	95	9	170	106	25	인슐린-탄수화물 비 : 10 →유지
7/8	120	105	40	4	168	102	90	9	163	110	120	12	149	101	25	인슐린-탄수화물 비 10으로 결정
7/9	-	101	70	7	-	108	85	8	-	120	80	8	-	112	25	

- 7월 1일의 경우 아침 식전 혈당과 새벽 혈당은 목표 혈당 안에 들어오나, 식후 혈당이 높고 점심 및 저녁의 식전 혈당도 높은 편입니다. 식사 인슐린의 부족으로 내일의 식사 인슐린을 증량할 것을 계획합니다.
- 7월 2일에서 7월 4일까지 식사 인슐린을 조금씩 증량하여 인슐린-탄수화물 비가 10이 되었을 때 식후 혈당이 바람직한 혈당에 해당하게 되었습니다.
- 7월 6에는 인슐린-탄수화물 비가 8이 되게 식사 인슐린을 올려 보았는데, 식후 혈당이 식전 혈당보다 오히려 낮아서 식사 인슐린이 많다고 평가하였습니다. 따라서 인슐린-탄수화물 비를 10으로 잠정적 결정을 하였습니다.
- 7월 8일에는 인슐린-탄수화물 비가 10이므로, 아침에는 탄수화물 섭취가 40 g이어서 인슐린을 4단위 맞았고, 저녁에는 탄수화물 섭취가 120 g이어서 인슐린을 12단위를 맞았습니다. 두 번 모두 식후 혈당이 바람직한 혈당 범주여서 인슐린-탄수화물 비를 10으로 정하였습니다.
- 7월 9일부터는 인슐린-탄수화물 비를 10으로 하여 식사 인슐린을 맞았으며 식후 혈당은 측정하지 않았습니다. 겨울방학에 다시 식후 혈당를 꼼꼼히 측정하여 인슐린-탄수화물 비를 재평가할 예정입니다.

5) 인슐린 펌프

지속적 피하 인슐린 주입법(Continuous Subcutaneous Insulin Infusion, CSII)이라고도 하며, 1970년대 후반에 인슐린 치료에 도입되었습니다. 인슐린 펌프는 인간의 췌장처럼 지속적으로 소량의 인슐린이 투입되어 인체에서 인슐린을 분비하는 것과 가장 유사하게 혈당을 조절할 수 있는 방법입니다. 인슐린 펌프는 허리띠에 착용하거나 주머니에 넣어 다닐 수 있는 조그마한 컴퓨터화된 장비로 복부, 허벅지 등의 피하에 항상 꽂혀있는 바늘, 인슐린을 전달하는 주입선과 인슐린을 저장하는 본체로 이루어지는데 본체는 전원 건전지와 메모리칩 등으로 이루어져 있습니다. 초속효성 인슐린으로 기초 주사량을 지속적으로 투여하면서 식사 전에 버튼을 눌러서 인슐린을 추가로 주사하여 혈당을 조절합니다. 인슐린 펌프는 DCCT 연구 이후 임상에서 점점 더 많이 이용되고 있으며, 1일 4회 주사법과 비교해 심각한 저혈당이나 체중 증가를 일으키지 않고 더 좋은 혈당 조절 결과를 보이고 하루에 요구되는 인슐린 용량도 감소한다고 알려져 있습니다.

그러나 인슐린 펌프는 인공 췌장이 아닙니다. 미리 정해진 양의 초속효성 인슐린이 지정된 시간 동안 계속적으로 주입되므로 먼저 스스로 인슐린 양을 정해야 하며 혈당검사도 자주 해야 하고 식사 및 간식을 먹을때마다 탄수화물의 양 등을 계산하여 식사 인슐린 용량을 정해야 합니다. 또한 기기의 작동이 잘 안되면 고혈당과 당뇨병성 케톤산증이 생길 수 있고 피부 감염 및 주사 부위의 다른 부작용이 생길 수 있으며 장비의 가격이 많이 비싸고 유지비용도 높다는 단점이 있습니다. 따라서 인슐린 펌프를 성공적으로 이용하기 위해서는 펌프 사용 시의 장단점을 정확히 이해하고, 동기 부여가 충분히 되어야 하며, 더 자주 혈당 검사를 시행할 수 있는 의지와 끈기, 펌프를 기술적으로 잘 다룰 수 있는 능력, 당질 섭취를 정확하게 계량화할 수 있는 능력을 갖추어야 합니다.

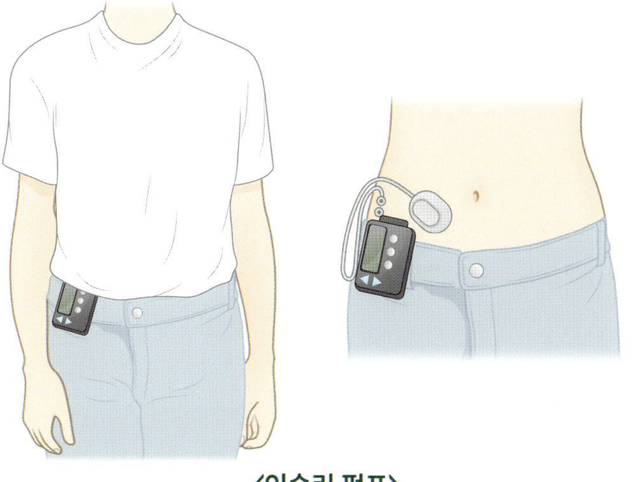

〈인슐린 펌프〉

(1) 인슐린 펌프의 적응

자주 저혈당이나 고혈당을 일으키는 경우, 하루 여러 번 인슐린 주사를 투여해도 혈당 조절이 어려운 경우, 임신을 하거나 임신을 계획하고 있는 여성, 자주 여행을 다니거나 예상하지 못한 스케줄이 생길 수 있는 사람, 운동 선수이거나 정기적으로 운동을 하는 경우(즉, 달리기 선수, 등산가, 자전거 경주자, 스케이트 선수 등), 신체의 변화가 생기는 십대들, 혈당을 엄격하게 조절하려는 욕구가 강한 사람에서는 인슐린 펌프 치료를 고려해 볼 수 있습니다.

인슐린 펌프가 고려되는 환자들이라도 하루에 최소 4번 이상은 혈당 검사를 할 수 있어야 하며 혈당 검사 결과에 따라 인슐린량, 식사량 및 운동량을 정확히 계산할 수 있어야 합니다. 그리고 학교나 집에서 인슐린 주사, 펜 및 펌프를 모두 사용할 수 있어야 하고 펌프를 몸에 항상 부착하고 있는 것이 불편하지 않아야 하며, 작동방법을 잘 알 수 있어야 합니다. 또한 케톤산증의 초기 증상을 알고 소변 케톤 검사를 주기적으로 시행할 수 있어야 하며 저혈당의 증상을 인식할 수 있어야 합니다. 의료진과 24시간 연락 가능하고 의료진의 지시를 잘 따라야 하기 때문에 이러한 점을 고려한 후에 인슐린 펌프 치료를 시도해 볼 수 있습니다.

(2) 인슐린 펌프의 장·단점

인슐린 펌프 치료의 장점은 대개 하루 4회 주사방법을 사용할 때보다 혈당이 잘 조절된다는 것으로 알려져 있습니다. 초속효성 인슐린의 예상 작용과 인슐린 주사량을 정확하게 조절할 수 있으므로 저혈당도 덜 생길 수 있습니다. 특히 사춘기 시기 혈당 조절이 어려운 경우에 펌프 사용이 도움을 줄 수 있습니다. 그리고 인슐린 펌프는 초속효성 인슐린을 사용하기 때문에 중간형 인슐린을 맞을 때처럼 항상 일정한 시간에 식사를 해야 할 필요는 없습니다. 언제 무엇을 먹던지 식사 전에 일정량을 주사함으로 혈당을 조절할 수 있습니다. 또한 펌프로 인슐린을 투여하는 것은 주사기나 펜을 사용하여 인슐린을 투여하는 것보다 더 정확하며 항상 일정한 깊이로 주사바늘이 삽입되어 있기 때문에 인슐린이 어느 정도 흡수되는 지도 예상이 가능합니다. 인슐린 용량은 0.05 ~ 0.1 단위씩 조절 할 수 있습니다.

인슐린 펌프의 단점은 적은 용량의 인슐린이 주입되므로 인슐린 공급이 갑자기 중단되면 매우 민감하게 반응하여 빨리 케톤산증이 올 수 있습니다. 그리고 혈당검사를 더 자주 해야 합니다. 인슐린 펌프는 하루 24시간 동안 신체에 연결되어 있으므로 항상 당뇨병이 자신을 꽉 조이는 기분을 느낄 수도 있습니다.

(3) 인슐린 펌프의 사용

인슐린 펌프 안에 있는 인슐린은 가는 관을 통해 피하 내에 위치하고 있는 바늘을 통해 체내로 들어가게 됩니다. 인슐린 펌프에서는 초속효성 인슐린을 사용합니다. 인슐린 펌프는 하루

24시간 동안 일정한 기저량(basal dose)이 투입되는데, 대부분 펌프 기기는 낮과 밤 등 각 시간대에 따라 기초량의 속도를 다르게 조절할 수 있습니다. 그 외에 추가 인슐린을 식사 때마다 버튼을 눌러서 투여합니다(식사 인슐린량 ; bolus dose).

펜이나 주사를 사용하는 경우 생기는 일반적인 문제점 중에 하나가 인슐린의 용량을 동일하게 투여해도 항상 같게 작용하지 않는다는 사실입니다. 그러나 인슐린 펌프를 사용하면 인슐린은 며칠간 같은 위치에서 일정한 속도로 흡수될 수 있어 작용 정도를 예측할 수 있습니다. 인슐린 펌프로 치료를 시작하면 전체 인슐린 요구량이 예전 하루 24시간 동안 사용하는 양의 15 ~ 20% 정도는 감소됩니다. 혈당 조절이 더 잘 되고 당화혈색소도 낮아질 수 있습니다. 그러나 일부에서는, 특히 10대 소녀들에서 혈당 조절이 잘 되는 만큼 음식을 더 많이 먹게 되면 여분의 포도당이 체내에서 지방으로 전환되어 체중이 증가할 수 있습니다.

추가적인 인슐린 사용

1형 당뇨병의 경우 질병을 앓거나 상처를 입었을 때 혈당이 증가하며, 스트레스를 받을 경우에도 에피네프린, 글루카곤이나 부신피질 호르몬이 많이 분비되어 혈당이 증가합니다. 질병이나 스트레스 없이 혈당이 상승하는 경우는 음식이나 간식을 평소보다 많이 먹었거나, 인슐린 주사량이 필요한 양보다 적거나, 활동량(운동량) 자체가 부족한 경우 등입니다. 만약 목표 혈당을 벗어난 고혈당이 나타난다면 식사 인슐린 외에 속효성이나 초속효성 인슐린을 추가로 주사해 볼 수 있습니다. 인슐린 1단위 투여로 혈당을 얼마나 낮출 수 있는지는 일반적으로 1800 또는 1500 법칙을 이용하여 예측해 볼 수 있습니다. 단, 이 법칙은 개인의 인슐린 감수성에 따라 차이를 보이므로 일반적인 기준으로만 참고하며, 혈당을 높일 수 있는 여러 요인을 고려하여 개별적으로 적용하도록 합니다.

1) 추가 인슐린 용량의 결정

(1) 1800 법칙은 1단위의 초속효성 인슐린에 의해 혈당이 얼마나 떨어지는지를 나타냅니다.

1800÷1일 총 인슐린 용량 = 초속효성 인슐린 1단위에 의해 감소하는 혈당

만약, 하루 동안 맞아야 할 총 인슐린 용량이 30단위라면, '1800÷30=약 60' 이므로, 초속효성 인슐린 1단위를 맞으면 혈당은 약 60 mg/dL만큼 감소할 것으로 예측할 수 있습니다. 1800 대신 1700을 사용하는 '1700 법칙' 이 더 좋다는 의견도 있습니다.

(2) 1500 법칙은 1단위의 속효성 인슐린에 의해 혈당이 얼마나 떨어지는지를 나타냅니다.

1500÷1일 총 인슐린 용량 = 속효성 인슐린 1단위에 의해 감소하는 혈당

만약, 하루 동안 맞아야 할 총 인슐린 용량이 30단위라면, '1500÷30=50' 이 되는 것으로, 속효성 인슐린 1단위를 맞으면 혈당은 50 mg/dL만큼 감소할 것으로 예측할 수 있습니다.

2) 식사할 때의 추가 인슐린 투여

사람마다 인슐린을 맞았을 때 혈당이 떨어지는 정도가 다릅니다. 1800 또는 1500의 법칙을 이용해 추가 인슐린의 용량을 결정해 투약을 하고 적절하게 혈당이 떨어지는지 관찰합니다. 반복적인 관찰을 통해 개인별로 1단위의 초/속효성 인슐린이 혈당을 얼마큼 낮추는지를 결정할 수 있는데, 이것이 본인의 인슐린 감수성입니다. 인슐린 감수성이 결정되면 목표 혈당에 대해 혈당이 얼마나 올라갔는지에 따라 추가 인슐린 용량을 결정합니다.

예를 들어 만약 내가 초속효성 인슐린 1단위를 맞으면 혈당이 50 mg/dL가 감소한다면 나의 인슐린 감수성은 50입니다. 나의 식사 전 목표 혈당이 120 mg/dL인데, 혈당을 측정하니 220 mg/dL가 나왔습니다. 현재 혈당이 목표 혈당보다 100 mg/dL가 높으므로 인슐린 감수성을 고려하여 2단위를 추가하는 것을 결정합니다. 인슐린-탄수화물 비를 고려하여 계산한 식사 인슐린이 8단위라면, 실제 투여는 8 + 2 단위 즉, 10단위의 초속효성 인슐린을 투여합니다.

$$\text{총 인슐린 투여량} = \text{식사 인슐린 양} + \frac{(\text{측정 혈당} - \text{목표 혈당})}{\text{인슐린 감수성}}$$

3) 추가 인슐린 투여 시 주의점

혈당이 목표 혈당에서 벗어날 때에는 추가 인슐린을 투여할 수 있지만, 너무 자주 추가 인슐린을 투여하면 혈당의 변화가 많아, 관리가 오히려 어려워질 수 있습니다. 만약 자주 추가 인슐린을 자주 투여해야 한다면 정기적인 인슐린 투여법을 다시 점검하는 것이 좋습니다.

아플 때에도 추가 인슐린을 투여할 수 있는데, 이는 평소의 추가 인슐린 투여법과는 다르므로 '아플 때 혈당관리법'을 참고하여 추가 인슐린을 투여합니다. 또 개인별 인슐린 감수성은 상황에 따라 변하므로 1년에 1 ~ 2회 나의 인슐린 감수성의 변화를 재평가합니다.

인슐린 치료와 식사의 조화

식사 관리의 세부적인 방법은 인슐린 치료법에 따라 조금 달라질 수 있습니다.

중간형 인슐린과 초/속효성 인슐린을 혼합하여 하루 2회 주사를 하는 경우에는 연령을 기준으로 하루 총 칼로리를 결정한 후 하루 3번의 식사와 하루 3번의 간식으로 나누어 섭취합니다. 식간에 중간형 인슐린의 작용으로 저혈당이 생길 수도 있어 식사 사이에 간식을 먹는 것이 권장되며, 특히 새벽 저혈당을 예방하기 위해 자기 전에도 간식을 섭취합니다. 그러나 2회 주사를 하는 밀월기에 있는 어린이의 경우 저녁에 중간형 인슐린을 맞지 않고 초/속효성 인슐린만을 투여하면 자기 전 간식을 섭취할 필요가 없을 수 있습니다.

총 칼로리 및 식품군의 배분할 때, 대략적인 방법은 다음과 같습니다.

예〉 만 10세 어린이의 경우

- 하루 총 칼로리 : 1000 + 100 × 10세 = 2000 kcal
- 배분법 : 2000 kcal을 3번의 식사와 3번의 간식으로 나누어 섭취한다. 즉, 2000 kcal를 4로 나누면 500 kcal가 되는데, 매 식사 시 500 kcal를 배정하고, 나머지 500 kcal를 3번의 간식에 나누어 섭취.

2회 주사를 하는 경우에는 정해진 시간에 정해진 양의 식사 및 간식을 하는 것이 중요합니다.

반면에 인슐린 다회 주사법 또는 인슐린 펌프를 하는 경우에는 식사시간과 식사량이 2회 주사법보다 자유로울 수 있으나, 식사가 지나치게 불규칙해지면 건강하게 혈당관리를 하기 어려워지므로 규칙적으로 골고루 먹는 것에도 신경을 써야 합니다. 다회 주사법에서 인슐린-탄수화물 비를 이용해 식사 인슐린을 투여하는 경우에는 탄수화물을 적게 먹기 위해 단백질 또는 지방이 많은 식품을 많이 먹는 경향이 생기기도 하는데, 이는 장기적으로 건강에 해로우므로 6가지 식품군을 골고루 먹도록 합니다. 또 하루 총 칼로리 섭취를 생각하지 않으면 체중이 많이 늘어 혈당관리가 더 어려워질 수 있으므로 이를 주의해야 합니다.

5장 운동과 활동량

체력이란

운동은 인체의 움직임을 뜻하며 인간의 활동능력을 높이기 위해 시행됩니다. 건강한 생활은 체력이 있어야 가능합니다. 체력은 활기차고 피로감 없이 일상생활을 수행하는 능력을 말합니다. 체력은 심폐지구력, 근력, 유연성으로 구성되어 있고 심폐지구력은 근육에 효과적으로 산소와 영양분을 공급하는 심장, 폐, 순환계의 능력이며 보통 최대산소섭취량(VO_2 max)으로 측정합니다. 근력은 특정 근육이 할 수 있는 최대 힘인 근세기와 장시간 최대한의 힘을 발휘하는 능력인 근지구력으로 구성됩니다. 유연성은 부드럽게 관절을 움직이는 능력입니다.

운동의 일반적인 효과

1) 심폐기능과 혈액순환 향상

규칙적인 운동은 심장근육을 강화시키고 크기를 증가시키는 한편, 혈관의 기능을 개선하여 혈액순환을 원활하게 만듭니다. 폐활량도 증가시켜 전반적인 심폐기능의 개선으로 체내 산소 운반능력을 향상시킵니다. 지속적인 운동을 하면 근육뿐만 아니라, 근육에 산소와 영양분을 공급해 주는 모세혈관의 수도 증가시키고, 골격과 근육을 연결해 주는 인대와 같은 조직도 튼튼해져 신체 전반의 기능이 향상됩니다.

2) 근력 강화

규칙적인 운동을 하면 근육섬유 조직이 굵어지면서 근육량이 증가하고, 근력이 세집니다. 짧은 기간 발달시킨 근육은 운동을 중지하면 곧 원래대로 되돌아가지만, 오랫동안 운동을 해서 발달시킨 근육은 운동을 중지해도 쉽게 약해지지 않습니다. 그러므로 향상된 근력을 지속적으로 유지하기 위해서는 꾸준한 운동이 필요합니다.

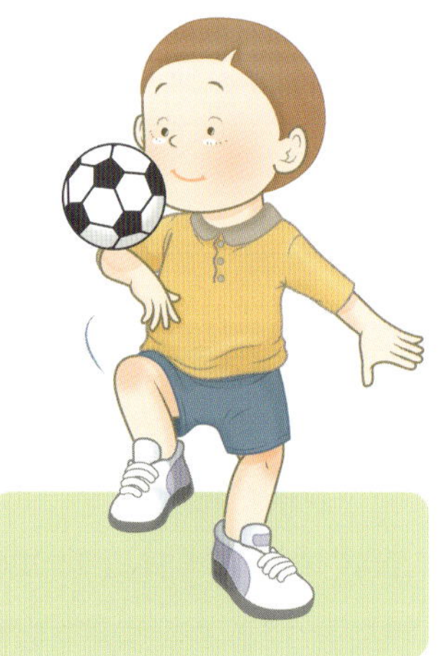

3) 단단한 뼈 형성 및 키 성장 자극

뼈는 중력과 운동 자극을 통해 발달합니다. 운동을 통해 뼈를 단련시키면, 중년 이후에 발생할 수 있는 골다공증 예방에도 큰 도움이 됩니다. 운동은 성장기에 있는 청소년들의 성장발육에도 큰 효과가 있는데, 성장 호르몬의 분비가 왕성한 시기에 뼈가 자라는 관절 근처의 성장판이 지속적으로 자극을 받으면 키 성장에 도움이 되기 때문입니다.

4) 비만과 고혈압 등 성인병 예방 및 치료

운동 부족은 심혈관 질환을 포함한 성인병들을 더욱 악화시키는 요인입니다. 규칙적인 운동은 비만을 예방하고, 지방과 나쁜 콜레스테롤을 효과적으로 줄여줍니다. 또한 혈액순환이 좋아지고 혈관의 탄력성이 유지되어 정상적인 혈압을 유지하는데 큰 역할을 합니다. 운동은 몸속에 있는 지방을 에너지로 사용함으로써 체지방을 감소시킵니다. 그 결과 체중조절이 용이해지고, 비만을 예방하거나 치료할 수 있어 비만으로 인한 대사증후군을 막을 수 있습니다. 또한 운동을 통해 혈당을 이용함으로써 고혈당을 낮추고, 인슐린 민감성을 향상시키는 등 내분비계의 향상과 개선에도 도움이 됩니다.

5) 면역력 강화

면역은 외부로부터 들어온 이물질에 대한 방어작용입니다. 인간의 면역반응은 여러 외적인 요인들에 의해서 영향을 받는데, 특히 운동은 면역반응에 중요한 영향을 미치는 것으로 보고되고 있습니다. 일반적으로 낮은 강도의 규칙적인 운동은 면역 세포를 활성화하여 독감 등 감염 질환에 대한 면역력을 증가시키는 것으로 알려져 있습니다.

6) 정신 심리적 건강 향상

운동은 정신적·육체적 피로나 스트레스를 풀어주며, 몸과 마음의 긴장을 완화시키는 한편, 밤에 숙면을 취할 수 있게 해줍니다. 따라서 운동을 통해 불안, 우울, 분노 등의 감정을 조절할 수 있으며, 두통이나 어지러움 등의 증상도 경감시켜 심리적인 안정감과 자신감을 얻을 수 있습니다. 청소년의 경우 다양한 신체활동과 스포츠 참여를 통해 신체적인 건강과 자기인식, 도덕성 발달, 정서관리와 같은 심리적 건강을 얻을 수 있을 뿐만 아니라, 학교생활에 대한 만족감 및 성취감에도 긍정적인 영향을 받게 됩니다.

<일반적인 운동 지침>

성장 단계	근육 능력		유무산소 능력	
	방법	시간	방법	시간
아동기 6 ~ 10세	체중부하 체력단련(턱걸이, 팔굽혀펴기 등), 유연성 유지	15분, 3일/주	간단한 팀 게임과 놀이(예: 숨박꼭질), 유연성 운동(예: 스트레칭)	~ 4시간/주
청소년 전기 11 ~ 14세	근력 트레이닝 기구 이용, 적당한 강도로 반복 횟수 10회 이상, 근지구력 향상, 유연성 유지	30분, 3일/주	팀 게임 이용하여 체력 발달(예: 축구, 농구), 유산소 능력 향상을 주된 목표로 긴 거리/가벼운 페이스의 인터벌 트레이닝	4 ~ 5시간/주
청소년 후기 15 ~ 19세	고강도 근력 트레이닝 도입 반복 횟수 10회 이하, 근력·파워 발달, 유연성 유지	45분, 3일/주	트레이닝 강도 증가, 단거리, 장거리 혼합 인터벌 트레이닝(예: 50m 달리기, 800m 달리기 혼합)	6 ~ 8시간/주
성년기	필요한 근육 능력 트레이닝	60분, 6일/주	체계적인 트레이닝 계획(예 : 근력 운동)	8시간 ~ /주

1형 당뇨병과 운동

1) 운동의 긍정적 효과

1형 당뇨병이 있으면 주로 혈관이 약하게 되는 합병증이 발생하기 쉽고 조기 심장혈관 질환의 위험이 있습니다(6장 합병증 내용참조). 이를 예방할 수 있는 방법 중 하나가 바로 규칙적인 운동입니다. 규칙적인 운동은 조기 심혈관질환의 예방뿐만 아니라 치료를 위한 수단으로 활용되고 있습니다.

많은 사람들이 일상적인 신체 활동을 좀 더 증가시킴으로서 본인의 건강을 유지하고 향상시킬 수 있다고 생각하며 이러한 생각이 이제는 당연한 사실로 밝혀지고 있습니다. 중요한 점은 건강 향상이라는 측면에서 또는 질환의 예방 및 치료라는 관점에서 개개인의 체력, 연령, 성별, 병력 등을 고려한 최소한의 운동 강도와 운동량 (평균≧150분/주 또는 ≧1,000 kcal/주)이 반드시 필요하다는 것입니다. 따라서 어떤 형태의 운동이든 최적의 건강 상태를 유지하기 위해서는 적절한 수준의 운동을 가능하면 매일 일정 시간 이상 하는 것이 추천됩니다. 1형 당뇨병이 있는 소아 청소년의 경우, 1주에 3 ~ 5일 이상의 규칙적인 운동은 인슐린 필요량과 혈압의 감소, 혈당 조절 개선, 심폐지구력을 비롯한 체력의 향상뿐만 아니라 합병증을 예방하고 건강한 삶을 유지하는 효과가 있습니다.

1형 당뇨병은 관리가 필요한 질환일 뿐, 자신이 지닌 능력이나 소질을 가로막는 장애 질환은 아닙니다. 1형 당뇨병이 있는 아동과 청소년 역시 건강한 사람들과 마찬가지로 규칙적인 운동뿐만 아니라 운동선수로서 경쟁적인 스포츠 활동에 참여할 수 있습니다. 그 예로, 2000년 시드니 올림픽에서 금메달을 획득한 미국의 수영선수 게리 홀 주니어와 세계적인 스노우 보드 선수인 크리스 사우스웰은 1형 당뇨병이 있으나 프로 스포츠 선수로 왕성한 활약을 하고 있습니다.

2) 운동과 혈당 조절

운동은 투여된 인슐린의 흡수를 증가시키고 인슐린 투여량의 증가 없이 혈당의 소비를 증가시킵니다. 즉 인슐린이 있는 상태에서 운동을 하면 세포안으로 포도당이 더 긴 시간동안 들어가므로 많은 에너지가 만들어지고 혈당조절이 잘 됩니다. 또한 규칙적인 운동은 인슐린의 감수성을 높여서 적은 용량의 인슐린으로도 혈당을 잘 조절하므로 도움을 줍니다.

3) 운동 시 요령

① 저혈당과 고혈당에 대한 대처

일반적으로 운동을 하게 되면 많은 양의 에너지가 필요한데, 이를 위해 우리 신체는 근육에서 포도당의 이용을 증가시켜 에너지로 사용하면서 혈당이 감소됩니다. 이때 일반적인 경우에는 인슐린의 분비 감소와 혈당을 상승시키기 위한 길항 호르몬의 분비 증가로 인해 항상 일정한 범위 내에서 혈당을 유지하게 됩니다.

그러나 1형 당뇨병이 있는 경우에는 신체가 운동에 반응하여 혈당이 감소될 때 자율적인 인슐린 분비 조절 능력이 없습니다. 만약 인슐린이 부족한 상태에서 운동을 실시하면 길항호르몬의 반응이 과도하게 일어나므로 혈당과 케톤이 상승하게 되어 고혈당이 나타날 수 있으며 반면에 인슐린이 과다한 상태에서 운동을 하게 되면 지방의 분해가 억제되고 간의 포도당 생산도 감소하여 저혈당이 발생할 수 있습니다. 따라서 운동 후 저혈당이나 고혈당의 발생으로 운동하기를 두려워할 수 있는데 몇 가지 사항만 잘 이해하여 지킨다면 운동의 혜택을 누릴 수 있습니다.

- 운동 전, 후 혈당검사 필수

운동하기 전에는 혈당을 120 ~ 150 mg/dL 정도로 유지하는 것이 좋습니다. 운동 전 혈당이 90 ~ 120 mg/dL 이하일 경우 저혈당의 위험이 있으므로 당분이 있는 음식을 섭취한 후에 운동을 하는 것이 좋습니다. 일시적으로 혈당이 높을 때에는 운동을 해도 되나, 혈당이 계속 높을 때 운동을 하면 혈당이 오히려 올라가거나 케톤산증이 생길 수도 있습니다. 따라서 상황에 따라 운동 전 혈당이 300 mg/dL 이상이면 소변 케톤을 측정해 보고, 소변에서 케톤이 검출되면 체중당 0.05 ~ 0.1단위의 추가 인슐린 주사를 맞은 다음 1 ~ 2시간이 지난 후 운동을 해야 할 수도 있습니다. 오후 늦은 시간에 운동 하는 경우에는 수면 중 근육이 포도당을 보충하기 위해 혈당을 감소시켜 저혈당 증상이 나타날 수 있으므로, 새벽에 혈당 검사를 하는 것이 좋습니다. 장시간동안 운동을 했을 때에는 수일 간 혈당이 낮아질 수도 있으므로, 혈당 조절 시 이를 고려합니다.

저혈당증을 피할 수 있는 가장 좋은 방법은 운동이 예상되는 시간의 인슐린 용량을 감소시키는 것입니다. 인슐린 집중치료를 받는 경우 속효성 인슐린 주사 후 2시간 또는 식사후 90분에 중등도 운동을 45분 이상 실시할 경우 저혈당이 발생할 수 있으므로 이 때 초/속효성 인슐린 용량을 약 30 ~ 50%정도 감량하면 저혈당을 피할 수 있습니다. 만약 초/속효성 인슐린 농도를 50%까지 감량하면 저혈당 발생없이 약 90분정도 운동을 할 수 있으며 인슐린 농도를 80%까지 감량하면 저혈당 발생없이 거의 3시간 정도 운동을 할 수 있습니다. 예상치 못한 상태에서 운동을 하게 되면 운동 전 인슐린 용량 감소가 어려우므로 이 경우 저혈당 예방 방법으로 탄수화물 섭취를 이용합니다.

운동 전 탄수화물 섭취	• 운동 1 ~ 3시간 전에 체중 1 kg 단위 당 1 g 탄수화물 섭취 • 45분 미만의 짧은 운동(15 ~ 30분)은 약 15 g의 탄수화물 섭취(감자, 빵, 과일 등)
운동 중 탄수화물 섭취	• 지구성 운동 : 쉬지 않고 지속하는 조깅, 에어로빅, 마라톤 등 - 45 ~ 60분 또는 고강도 운동 : 30 ~ 60분 마다 15 g 탄수화물 섭취(90 mg/dL 이하일 경우, 운동 중지 후 20 g 탄수화물 섭취) • 간헐적 반복 운동 : 1차 운동 직후 탄수화물의 섭취는 글리코겐 재합성과 근저장에 효과적인 혈당지수가 높은 음식 섭취가 더 효과적 • 30분 간의 고강도 운동마다 30 ~ 40 g의 탄수화물 섭취
운동 후 탄수화물 섭취	• 혈당검사 후 적정량의 탄수화물 섭취 - 운동 후 혈당 < 100 mg/dL, 15 ~ 30 g의 탄수화물 섭취 - 일반적으로 1 g의 탄수화물 섭취는 약 3 mg/dL의 혈당을 증가시킴. 아동의 혈당을 50±15 mg/dL 증가시키기 위해서는 0.3 g/kg이 필요(9 g / 30 kg, 15 g / 50 kg의 아동).

필요한 탄수화물과 인슐린 양의 변화는 운동 전 30 ~ 60분 전에 체크!

운동 전, 후 혈당 체크!

- 운동 전 혈당 >100 mg/dL : 15 ~ 30 g 탄수화물 섭취
- 운동 금기 : 혈당 >250 mg/dL 및 케톤산증 존재
- 운동 주의 : 혈당 >300 mg/dL 및 케톤산증 부재
- 밤 늦은 운동 : 저혈당 방지를 위해 탄수화물 섭취 증가
- 고강도 저항 운동 : 급성 저혈당 가능성 높음(운동 시작 30 ~ 60분 이내)
- 저강도 저항 운동 : 운동 시작 1시간 이후에 저혈당 가능성 높음

인슐린	• 운동 전 속효성 인슐린을 팔·다리에 주사하지 않고 배에 주사 • 중간형, 속효성 혼합 : 운동 전 30 ~ 35% 줄이고 탄수화물 섭취 • 오전 운동 시 저녁 인슐린 투여량 20 ~ 50% 감소(운동량에 따라 비례적 감소) • 초/속효성 주사 후 : 1시간 동안은 저혈당에 주의

② 수분의 섭취

안전한 운동을 위해서는 운동 전후와 운동 중에 충분한 수분을 섭취해야 합니다. 우리의 신체는 운동 중 발생하는 열을 식히기 위해 땀을 흘리는데, 이로 인해 체내에 수분이 부족해지는 현상이 발생합니다. 특히 더운 날씨에 운동하는 경우에 탈수가 심해지는데, 탈수는 피로, 일사병, 열사병 등을 일으킬 수 있습니다. 갈증을 느끼는 것은 이미 탈수가 되었다는 것을 의미하므로 가능하면 갈증을 느끼기 전에 수분을 섭취하는 것이 좋습니다. 따라서 운동 중 언제라도 수분을 섭취할 수 있도록 물통을 주변에 준비해 두어야 하며, 운동 후에도 수분 섭취가 필요하다는 것을 잊어서는 안 됩니다. 1시간 이내의 중간 강도 이하의 운동을 하는 경우에는 갈증이 사라질 때까지 찬물을 마시는 것으로 충분하지만, 더 오랜 시간 운동을 하거나 격렬한 운동을 하는 경우에는 스포츠 음료를 마시는 것도 한가지 방법입니다. 이 때 마시는 음료에 탄수화물이 10% 이상 함유되어 있으면 수분의 흡수가 늦어져 탈수를 막는 데 효과적이지 않으므로 탄수화물의 농도는 5 ~ 10% 정도 되는 음료를 선택하는 것이 좋습니다. 탄수화물이 10% 이상 함유되어 있는 스포츠 음료나 과일 주스는 같은 양의 물로 희석해서 마시면 됩니다.

③ 발과 신체의 건강 상태

운동을 할 때에는 발의 건강에 신경을 써야 합니다. 대부분의 경우 양말을 신고, 운동에 적절한 신발을 신고 운동을 하는 것이 좋습니다. 당뇨병과 함께 다른 질환이 있거나 합병증이 있을 경우에는 담당 의료진과 상의 후 적절한 운동을 하는 것이 좋습니다.

4) 일상생활의 운동량과 강도

건강을 유지 또는 증진하기 위하여 필요한 최소한의 운동량과 강도는 어느 정도일까요? 이러한 질문에 대한 명확한 답변을 찾는 것은 그리 간단하지 않습니다. 개인이 원하는 결과나 목표(단순히 근력 또는 심폐지구력의 개선을 통한 건강 증진, 질환의 치료 또는 예방, 삶의 질 향상 등)가 서로 다르기 때문입니다. 최근, 건강을 유지하기 위한 운동 또는 신체활동에 대한 가이드라인이 다양한 공인 기관으로부터 만들어져 제안되고 있는데, 이는 일상생활에서 건강을 향상시키기 위해 필요한 운동량과 운동 강도가 어느 정도인지에 대한 해답을 제공하고 있습니다. 아래에 제시한 신체활동 가이드라인은 미보건복지부(U.S. Department of Health and Human Services, USHHS, 2008)에서 작성한 것을 알기 쉽게 그리고 간략하게 요약한 것입니다.

신체 활동 가이드 라인(USHHS, 2008)

- 보다 높은 강도, 잦은 빈도, 긴 운동 소요시간의 신체활동량의 증가를 통해 건강 이익이라는 측면에서 추가적인 혜택을 얻을 수 있다.
- 건강 혜택은 주당 최소 150분(2시간 30분)의 중강도의 신체활동이나 운동(예 : 속보)을 통해 얻을 수 있다. 추가적인 혜택은 더 많은 신체활동을 통해 얻을 수 있다.

어린이와 청소년을 위한 주요 가이드 라인

- 어린이와 청소년은 매일 60분 또는 그 이상 신체활동이나 운동을 해야 한다.
  - 유산소 운동 : 매일 60분 또는 그 이상의 중강도 또는 격렬한 강도의 유산소 신체활동을 실시하고 격렬한 또는 고강도 신체활동을 최소 주당 3회 실시해야 한다.
  - 근력 및 뼈 강화 운동 : 신체활동의 일부분으로 최소 주당 3일, 1회 60분 또는 그 이상 근력 및 뼈강화 운동이 포함되어야 한다(예 : 웨이트리프팅, 스포츠 활동).

성인을 위한 주요 가이드 라인

- 주요한 건강 혜택은, 중강도의 운동을 주당 최소 150분 실시하거나 주당 75분의 격렬한 강도의 유산소 신체활동 또는 이와 상응하는 중강도와 격렬한 강도의 복합(인터벌 운동)으로 실시함으로써 얻을 수 있다.
- 추가적인 건강 혜택은, 중강도의 운동을 주당 300분 실시하거나 주당 150분의 격렬한 또는 고강도 유산소 신체활동 또는 이와 상응하는 중강도와 고강도의 복합(인터벌 운동)으로 실시함으로써 얻을 수 있다. 또한 이보다 더 많은 신체 활동량의 증가를 통해 추가적인 건강 혜택을 얻을 수 있다.
- 또한 주당 2회 또는 그 이상, 중강도 또는 고강도의 근력 운동을 실시해야 하며, 근력운동은 주요 근육군이 포함되어야 한다. 이러한 신체활동은 추가적인 건강 혜택을 준다.

건강 향상을 위한 신체활동량 또는 운동량(운동 강도 × 운동 소요시간)의 결정에 있어서 가장 기초가 되는 것이 운동 강도입니다. 이는 단순하게 저, 중, 고강도로 구분할 수 있습니다. 가장 쉽게 운동 강도를 구분할 수 있는 방법은 운동 중 느끼는 힘든 정도 즉, 운동자각도(Rating of Perceived Exertion, RPE)를 이용하는 것입니다. 예를 들어, 운동전문가나 의사가 이야기하는 '적정 강도 또는 중강도'의 의미는 조깅시 친구와 이야기하는 것이 다소 불편한 강도 즉, 운동시 "약간 또는 다소 힘들다"고 느끼는 수준(RPE 12 ~ 13, 최대 유산소 능력의 50 ~ 60%)을 의미하는 것으로 이 수준을 기준 삼아 이보다 낮을 때는 저강도, 반면에 이보다 높을 때는 고강도로 생각하면 쉽게 운동 강도를 구분할 수 있습니다.

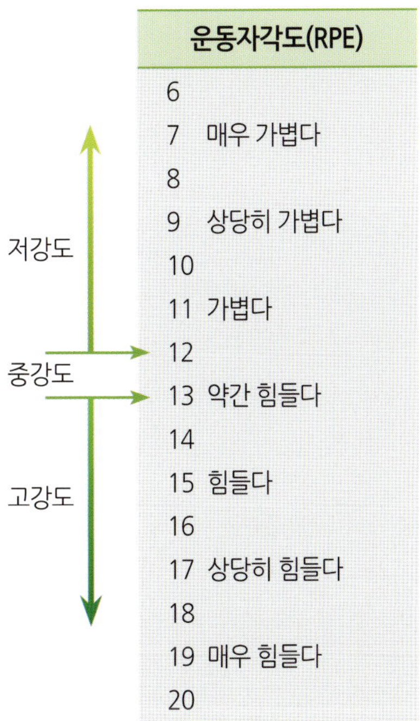

체력의 향상은 개인의 건강 개선과 직결됩니다. 하지만 체력의 향상은 일상생활에서의 낮은 또는 저강도의 운동 자극만으로 개선되지 않는다는 점을 꼭 기억해야 하며 체력을 향상시키기 위해서는 최소 중강도의 운동 자극이 필요하며, 추가적인 건강 혜택을 얻기 위해서는 중강도 이상의 운동 강도가 필요하다는 것을 숙지해야겠습니다.

5) 즐겁게 운동하기

당뇨병의 치료 목적은 당뇨병으로 인한 증상의 개선과 급·만성 합병증의 발생을 예방하는데 있습니다. 이를 위해 혈당, 표준체중, 혈압 및 혈중 지질 등을 정상적으로 유지하는 것을 목표로 하며 식사, 약물, 그리고 운동요법을 통한 지속적인 노력이 필요합니다. 특히 적절한 운동요법은 당 대사를 촉진하고, 혈당을 조절하여 심혈관계 질환을 예방할 수 있기 때문에 반드시 필요합니다. 하지만 운동지침을 준수하지 않으면 심한 저혈당으로 인한 위험에 빠질 수도 있으므로 운동이 당뇨병 환자의 생리적 기능에 미치는 영향을 충분히 이해하고, 안전한 운동을 위한 지침을 숙지하고 지킬 수 있도록 노력해야겠습니다.

(1) 일반적인 운동의 방법

① 운동 시기

운동 시간은 혈당이 최고치로 상승하는 식후 1시간 이후가 가장 효과적입니다. 특히 저녁식사를 한 후 TV를 시청하거나 인터넷을 하기보다는 1시간 후에 30 ~ 60분 정도의 운동을 하는 것이 바람직합니다. 운동을 할 경우 이에 맞추어 식사와 인슐린의 양을 조절해야 하기 때문에 정해진 시간에 규칙적으로 하는 것이 좋습니다. 식전보다는 혈당이 상승하는 식후 1 ~ 2시간 사이에 하는 것이 이상적이지만, 혈당관리가 잘 되는 경우에는 편안한 시간에 자신에게 크게 무리가 가지 않는 운동을 실시하면 됩니다. 단, 너무 늦은 시간에 운동을 하게 되면 수면 중에 저혈당이 생길 수 있으므로 주의가 필요합니다.

② 운동 순서 및 방법

준비 운동으로 5 ~ 10분 정도 스트레칭, 맨손체조 등을 합니다. 준비 운동은 근육의 내부온도를 높여 주고, 심박수, 호흡량, 혈액순환을 증가시키며 운동 중에 일어날 수 있는 근육이나 관절의 상해를 방지하는 역할을 합니다. 본 운동은 유산소운동으로 30 ~ 40분 정도 합니다. 근력운동은 고통이 수반되지 않는 범위에서 힘들다고 느껴지는 강도로 하며, 엉덩이, 대퇴, 등, 가슴, 어깨, 팔, 복부와 같은 큰 근육들을 위주로 합니다. 무게는 스스로 선택하여 10 ~ 20회 정도로 피로가 쌓이지 않도록 1세트씩 합니다. 호흡을 오랫동안 참는 것은 혈압 상승의 원인이 되므로 호흡에 주의해서 운동하는 것이 좋습니다. 마무리 운동은 5 ~ 10분간 스트레칭을 하고 강도가 높은 운동을 실시하였다면, 자신의 최고 운동 수준의 30% 수준으로 걷기나 달리기를 10분간 합니다. 이를 통해 골격근 내 축적된 피로물질을 제거하여 다음날 근육통이나 피로를 경감하는데 도움을 받을 수 있습니다.

③ 운동 강도, 시간 및 빈도

운동의 강도는 '약간 힘들다' 고 느끼는 정도로 등에 땀이 약간 나면서 옆 사람과 대화가 가능한 정도로 하는 것이 좋습니다. 축구, 농구와 같은 고강도의 경쟁적이고 반복적인 운동은 낮은 강도 및 중간 강도의 운동, 혹은 휴식할 때에 비해 혈당의 감소가 적고, 스트레스호르몬의 분비를 촉진시켜 오히려 혈당을 증가시키는 원인이 될 수 있습니다. 그러므로 운동의 강도는 낮은 강도 및 중간 강도의 운동을 지속적으로 하는 것이 중요합니다. 운동 시간은 30 ~ 60분 정도가 적당합니다. 운동을 시작하는 초기에는 하루에 10분 씩 3번 나눠서 하는 것도 좋습니다. 운동의 빈도는 혈당 조절 및 인슐린 반응의 증진을 위해 주 3회 이상 운동하는 것이 좋습니다. 운동을 했을 경우 혈당 강하의 유지시간이 24 ~ 48시간이므로, 하루 이상을 거르고 운동할 경우 효과가 떨어지게 됩니다. 운동을 처음 시작하는 사람은 무리를 하지 않고, 처음에는 5 ~ 10분 정도, 격일로 주 3회 정도 하는 것이 좋으며, 점차적으로 시간을 늘려 한 달이 지나면 30 ~ 60분/1회 정도로 주 5회 정도 운동을 하는 것이 좋습니다.

④ 운동의 종류

유산소운동에는 산책, 속보, 조깅, 수영, 자전거 타기를 비롯하여, 야구, 축구, 농구, 배드민턴 등과 같은 구기종목이나 인라인스케이팅 등이 있습니다. 유산소 운동은 혈당을 낮추고, 심폐기능을 향상시키며, 적절한 에너지를 소모할 수 있는 운동입니다. 근력운동은 덤벨(아령)이나 탄성밴드를 이용하여 근력을 강화시키는 운동입니다. 근력운동으로 근력이 향상되면 인슐린 민감성이 증진되어 혈당조절에 도움이 됩니다. 유산소 운동을 기본으로 하면서 근력운동은 일주일에 2 ~ 3회 정도 실시하는 것이 좋습니다.

<운동의 방법>

운동 종류	- 운동 강도 조절이 용이, 일정한 리듬 유지, 전신 근육 사용, 시간 및 장소에 구애 받지 않고 쉽게 실시 가능한 종류 선택 - 상대방과의 경쟁보다는 즐겁게 운동할 수 있는 운동이 적합
운동 강도	- 지구성 운동의 경우, 약간 힘든 수준에서 힘든 수준 또는 운동으로 숨이 차서 이야기하기 힘든 수준이 적절(최대 산소 섭취량의 50 ~ 60% 또는 운동자각도 12 ~ 13 정도) - 간헐적 저강도와 고강도 또는 중강도와 고강도의 복합의 경우, 4:1에서 6:1의 비율로 실시. 예 : 저강도 또는 중강도 4분 또는 6분/고강도 1분 비율로 실시(장시간 고강도 운동은 가급적 삼가)
운동 빈도 (일/주)	- 최소 주당 3회 이상으로, 점차 매일 실시하는 것이 바람직 3일 연속 휴식을 취하면 운동 효과는 거의 처음 수준으로 돌아감
운동 시간 (분/회)	- 최소 10분/1회(20분 이상/일), 최적 60분/1회 - 하루에 20 ~ 60분의 운동을 지속하거나 최소 1회 10분의 운동을 실시할 경우, 일주일에 총 150분 이상 실시 - 추가적인 이득을 얻기 위해서는 주당 300분 또는 그 이상의 중강도 운동 필요
운동 시간대	- 식후 60분이 적절(소화 흡수에 의한 혈당수치와 인슐린 농도가 높음)
운동시 주의 사항	- 준비 및 정리 운동 실시, 운동 중 저혈당에 대비한 준비(설탕, 사탕 등 준비, 동반자 동행) - 영양 교육 실시 및 운동화, 양말 적절히 착용하고 발관리에 주의

근력 운동

- 빈도 : 주당 2 ~ 3회 실시(근력 운동은 최소 48시간 간격으로 실시)
- 주의 사항 : 혈압이 지나치게 상승하지 않도록, 숨을 참고 힘을 쓰는 방식의 운동은 삼가

(2) 운동 종류에 따라 고려할 점

수영이나 스킨스쿠버 등의 수중 운동은 심폐기능 향상에 좋은 운동입니다. 수중 운동을 할 때에는 저혈당에 빠르게 대처하기 힘들 수 있으므로, 운동 시작 전에 혈당을 꼭 측정하며, 운동 시간이 길어지면 중간에 간식을 먹습니다. 운동 전 수일간 저혈당이 자주 있었거나 저혈당 무감지증이 있으면, 장기간의 잠수와 같은 수중 운동은 삼가 하는 것이 안전합니다.

등산을 할 때에는 혈당기, 물, 저혈당 간식을 배낭에 넣고 갑니다. 몇 시간 등산이 계획되어 있으면 미리 인슐린을 줄여서 맞거나 탄수화물을 추가로 먹은 후 운동을 시작하고, 등산 시작 후 1시간 정도마다 혈당검사를 해 적절히 간식을 섭취합니다. 고도가 높아지거나 기온이 낮으면 혈당이 더 많이 낮아질 수 있다는 것을 기억해야 합니다.

경쟁적인 운동을 할 때에는 긴장감으로 일시적으로 혈당이 올라갈 수도 있고, 야구, 농구, 축구 등에서는 포지션에 따라 활동량이 달라 혈당의 차이가 있을 수 있다는 점도 고려합니다.

일상 생활에서의 운동량

당뇨병이 있을 때 건강하기 위해서는 중등도 이상 강도의 운동을 규칙적으로 하는 것 못지 않게 일상 생활에서 활발하게 활동하는 것도 중요합니다. 생활 속에서 활동량을 늘리는 요령은 다음과 같습니다.

- 집 안에서 노는 것보다 밖에서 노는 놀이를 선택합니다.
- 걸어 다닐 수 있는 곳은 차를 타지 않고 걸어 다닙니다.
- 건물에서 올라 갈 때에는 엘리베이터 또는 에스컬레이터를 이용하지 않고 계단을 이용해 다닙니다.
- 텔레비전을 보거나 전자오락을 하는 시간을 줄입니다.
- 공부나 독서, 텔레비전 시청 등으로 앉아있는 시간이 많으면, 중간에 스트레칭 등 간단한 운동을 합니다.
- 집안일을 적극적으로 돕습니다.
- 가족이 함께 운동을 합니다.

6장

합병증과 건강관리

저혈당관리

저혈당은 정상에 가까운 혈당을 유지할 때 생기는 가장 큰 방해요인으로 본인과 양육자에게 불안과 두려움을 갖게 할 수 있습니다. 치료되지 않은 저혈당은 장기간의 후유증을 유발할 수 있고 때로는 생명을 위협할 수 있으므로 저혈당 대처 및 예방은 당뇨병 관리에 있어 가장 중요한 부분입니다. 이를 위해서 인슐린, 음식, 운동의 균형을 잘 이해하고 있어야 하며 혈당 기록 분석을 통해 대부분의 저혈당을 예방할 수 있습니다.

1) 저혈당이란

저혈당 증상이 있으면서 혈당이 80 mg/dL 미만이거나, 증상이 없더라도 혈당이 70 mg/dL인 경우를 저혈당이라고 하며 보통 음식섭취량, 인슐린 투여량, 활동량 등의 상호 불균형으로 발생합니다.

2) 저혈당의 증상

저혈당 증상은 다음 두 가지로 나누어집니다.

(1) 자율신경성 증상

우리 몸에서는 혈당이 낮을 때 혈당을 올리기 위해서 인슐린 길항 호르몬(아드레날린, 글루카곤, 부신호르몬, 성장호르몬)이 나옵니다. 이 중에서 아드레날린의 증가에 의해서 나타나는 증상을 자율신경성 증상이라고 부릅니다. 이때 보챔, 불안, 식은 땀, 배고픔, 떨림, 화가 남, 심장

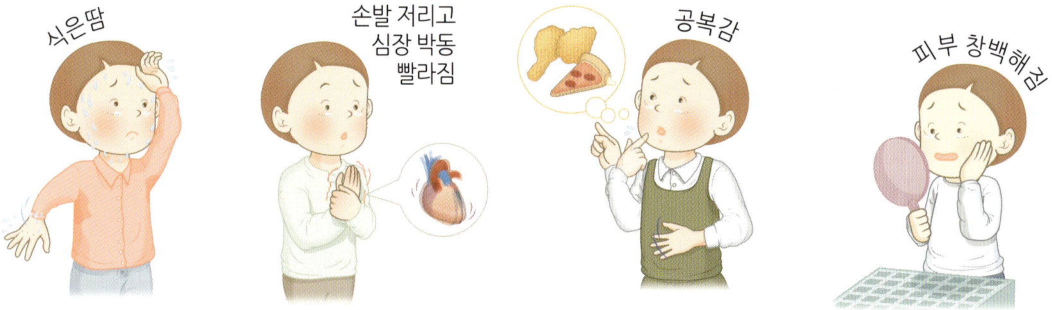

이 빨리 뛰는 증상과 함께 입술이나 손가락의 감각이 무뎌지거나 창백해 보이는 증상이 나타날 수 있습니다. 또한 행동이나 기분 변화를 가져오기도 하여 불안해 하면서 화를 내거나 표현력이 미숙한 어린아이의 경우 이유없이 짜증을 내거나 달래지지 않는 울음을 보일 수 있습니다. 보통 혈당이 65 ~ 70 mg/dL 이하일 때 나타나며, 이런 증상이 나타나는 기준치는 최근 혈당과 연관이 있어 심한 고혈당에서 갑작스럽게 혈당이 떨어지는 경우에도 저혈당 증상을 느끼게 됩니다. 예를 들어 최근 270 mg/dL 이상의 고혈당 상태에 있다가 빠른 속도로 혈당이 100 mg/dL으로 떨어진 경우에도 저혈당 증상이 나타날 수도 있습니다. 저혈당에 의한 증상은 최근의 혈당 조절 상태에 따라 변화할 수 있다는 것을 염두에 두고 반드시 혈당을 측정해서 확인해야 합니다.

(2) 신경저혈당 증상

저혈당이 진행되어 뇌에서 사용할 당이 부족한 경우에 신경저혈당 증상이 나타납니다. 어지러움, 집중력 저하, 두통, 졸림, 시야가 흐려짐, 듣기 어려움, 말이 느려짐, 의식 저하, 경련 등이 신경저혈당 증상에 해당됩니다. 신경저혈당 증상은 자율신경성 증상보다 더 낮은 혈당인 50 ~ 55 mg/dL에서 시작되며 작은 증상이라도 지나치지 말고 즉시 혈당을 확인하여 치료해야 합니다.

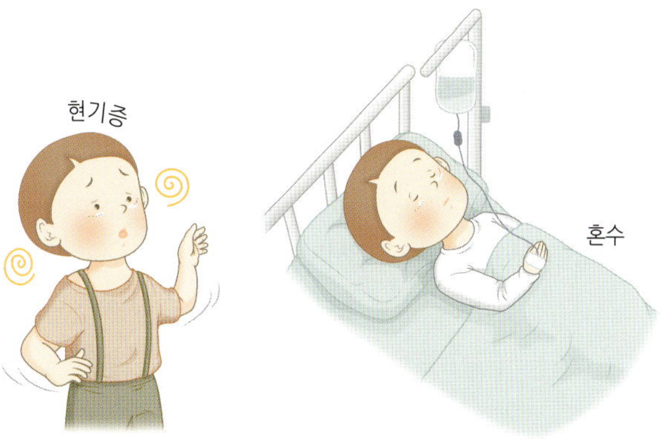

저혈당 증상은 매우 다양하며 개인마다 증상이 시작되는 혈당도 다를 수 있습니다. 때로는 고혈당 증상과 명확하게 구분되지 않을 수 있으므로 평상시와 조금이라도 다른 증상이 있을 때에는 반드시 혈당을 확인하고 그에 따른 대처를 해야 합니다.

저혈당 불감증

혈당이 낮음에도 불구하고 저혈당 증상을 느낄 수 없는 경우를 저혈당 불감증이라고 합니다. 당뇨병을 진단 받은 지 오래 되었거나 저혈당이 자주 반복되는 경우에 저혈당 불감증이 더 자주 발생할 수 있습니다. 저혈당 불감증을 발견한 경우 부모나 양육자는 가능한 빨리 의료인에게 알려야 합니다. 이때 목표 혈당을 상향 조정하고 2 ~ 3주 이상 최소 60 ~ 70 mg/dL 이상의 혈당을 철저하게 유지하면 저혈당 불감증은 회복될 수있습니다.

3) 원인

저혈당은 음식섭취량과 인슐린 투여량, 신체 활동량의 불균형으로 인해 주로 발생됩니다. 따라서 음식, 인슐린, 운동이 어떻게 혈당에 영향을 미치고 서로 조화를 이루는 것인지 이해하면 저혈당을 예방할 수 있습니다.

다음과 같은 상황에서 저혈당이 잘 생깁니다.

① 식사량이 적었거나 식사를 건너뛰었을 경우
② 필요량보다 많은 인슐린을 주사하거나 용량을 갑자기 변경한 경우
③ 운동을 많이 한 날(과도한 육체적 활동을 한 이후에는 저혈당의 위험이 증가)
④ 새로운 부위에 주사한 경우(지방 증식이 있는 부위에서 없는 부위로 바꾼 경우)
⑤ 최근에 저혈당이 발생한 경우(간에서 저장된 포도당의 고갈, 저혈당의 경고 증상이 약해짐)
⑥ 목표 혈당치가 너무 낮은 경우(저혈당에 자각증상이 없어질 가능성이 증가)
⑦ 적절한 음식을 먹지 않고 술을 마신 경우(간에 저장된 포도당 이용이 방해됨)
⑧ 식사 시간과 인슐린 작용시간의 조화가 이루어지지 않은 경우
⑨ 장염이나 복통이 있는 경우(당의 흡수가 잘 되지 않음)
⑩ 고혈압 치료제 중 일부 베타차단제(저혈당의 교감신경계 증상을 감소시킴)

4) 저혈당 대처법

본인과 부모, 교사 등의 양육자는 저혈당을 조기에 발견하고 적절한 치료를 할 수 있어야 합니다.

(1) 일반적인 대처법

① 저혈당 증상이 보이면 즉시 혈당 검사를 합니다.
② 만약 분명한 저혈당 증상을 보이고 혈당 검사를 할 수 없는 상황이라면 우선 저혈당 간식을 먹습니다.
③ 혈당이 70 mg/dL 보다 낮거나 저혈당 증상이 느껴지면 10 ~ 15 g의 탄수화물이 들어있는 저혈당 간식을 먹고 15분 후에 다시 혈당을 검사합니다.
④ 15분 휴식 후 증상이 남아 있거나 혈당이 100 이하로 낮으면 저혈당 간식을 다시 먹습니다.
⑤ 저혈당 증상이 사라질 때까지 어떠한 육체적 활동도 하지 말고 혼자 있지 않습니다.

⑥ 의식이 없거나 경련이 발생한 경우에는 글루카곤을 주사해야 합니다. 이런 상황에서 음식이나 음료를 억지로 먹이는 것은 질식의 위험이 있으므로 금기입니다. 글루카곤에 대한 자세한 정보는 97쪽을 참고하세요.

(2) 저혈당이 발생한 시간에 따른 추가 조치

① 식사 직전의 저혈당: 정상적인 식사는 약 20분 후에 장에서 음식이 흡수되고 혈당이 올라가기 때문에 식사 전이라도 저혈당이 발생하면 저혈당 간식을 먼저 먹어야 합니다.
② 다음 식사까지 1시간 이내의 저혈당: 저혈당 간식을 먹고 15분 후 회복되면 추가 간식 없이 정해진 시간에 식사합니다.
③ 다음 식사까지 1시간 이상 남았을 경우의 저혈당: 저혈당 간식을 먹고 15분 후 회복되면 우유나 샌드위치와 같은 지방과 단백질이 포함된 음식을 먹음으로써 혈당을 천천히 상승시키고 오래 유지하도록 합니다.

야간 저혈당

잠을 자는 야간에 저혈당이 오면 혈당을 올리려는 몸의 반응이 느려져 증상을 못 느끼는 경우가 있고 때론 심한 저혈당으로 진행 될 수 있으므로 항상 조심하고 예방해야 합니다. 아침에 일어났을 때 생각이 느려지고, 두통, 기분변화, 졸림 등의 증상이 있다면 의심해봐야 합니다. 또한 밤 동안 몽롱한 상태, 악몽, 경련을 경험할 수도 있습니다.
야간 저혈당은 낮이나 저녁 식후에 평소보다 활동을 많이 한 경우, 저녁식사 때 단백질과 지방을 포함한 반찬을 적게 먹은 경우, 저녁 또는 취침 전 인슐린 용량이 많았던 경우에 올 수 있습니다.
야간 저혈당을 예방하기 위해서는 평소 취침 전에 반드시 혈당검사를 하고 의심이 되는 상황에서는 새벽 2 ~ 3시에 혈당검사를 추가로 하는 것이 도움이 됩니다. 또한 혈당수치가 목표범위보다 낮으면 자기 전에 단백질과 지방이 포함된 간식을 추가로 먹는 것이 좋습니다.

(3) 저혈당 이후의 관리

① 저혈당의 원인을 파악하고 적절한 조치를 취하도록 합니다.
- 인슐린 작용시간 및 최고 작용시간 등을 재확인하여 인슐린 용량을 조정합니다.
- 최근 음식 섭취 시간, 탄수화물 섭취량, 음식에 따른 혈당 상승 정도 등을 확인하여 조정합니다.
- 최근 활동의 강도, 양, 시간을 확인하여 조정합니다. 운동 후 혈당이 떨어지는 효과는 바로 있을 수도 있지만 10시간 이상 지속되기도 합니다.

② 설명되지 않는 저혈당이 반복해서 오는 경우 다른 질환(예 : 지방변증, 부신기능 저하증)의 평가가 필요할 수 있으므로 의료진과 반드시 상담해야 합니다.

③ 저혈당 대처법, 보호자 연락처, 병원 연락처 등의 정보를 담고 있는 당뇨병 인식표를 반드시 소지하고 다니도록 합니다.

④ 언제라도 저혈당에 대처가 가능하도록 저혈당 간식을 가지고 다녀야 합니다.

반동 현상

혈당이 낮은 경우에 우리 몸의 보상작용으로 여러 가지 길항 호르몬이 분비되어 다시 혈당이 오를 수 있습니다. 이렇게 저혈당에 이어 발생하는 고혈당이 생기는 것을 반동 현상 또는 반동성 고혈당이라고 합니다. 저혈당이 생겼을 때 필요보다 많은 양의 간식이 오히려 고혈당을 만들 수 있으므로 적절한 양을 먹도록 합니다.

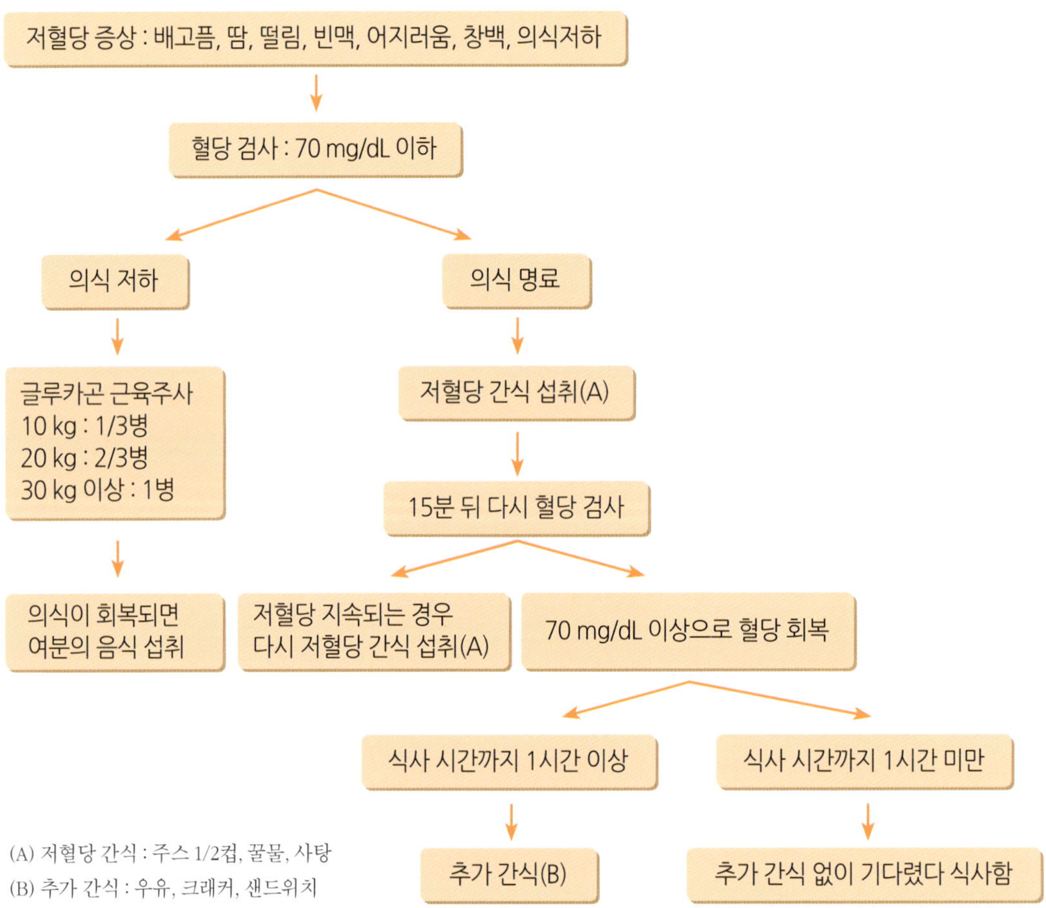

〈저혈당 대처법〉

5) 저혈당 간식

저혈당이 확인되면 10 ~ 15 g의 당분을 섭취하여 빠른 시간 내에 혈당이 상승할 수 있도록 합니다. 일반적으로 체중이 30 kg 미만인 경우에는 10 g의 당분을 섭취하고, 30 kg 이상인 경우에는 15 g의 당분을 섭취하도록 합니다. 음식에 따라서 혈당이 올라가는 시간에 차이가 있는데, 과일 주스나 포도당 정제가 가장 빨리 흡수되고 그 다음이 꿀, 과일 순이며, 우유, 아이스크림, 캐러멜, 초콜릿과 같이 지방을 많이 함유하고 있는 음식은 혈당이 천천히 올라가기 때문에 저혈당 때 바로 먹는 간식으로 적절하지 않습니다. 사탕을 먹으면 혈당이 빨리 상승할 수 있으나 좋은 간식은 아니므로 특별한 경우에만 사용하도록 합니다.

당질 10 ~ 15 g이 든 저혈당 간식은 과일 주스 반컵(약 100 mL), 꿀 1 ~ 2 작은 스푼, 탄산음료 반컵(약 100 mL), 요구르트 1개, 사탕 2 ~ 3개가 해당됩니다. 지방과 단백질이 포함되어 흡수 속도가 느리며 혈당을 오래 지속시키는 추가 간식은 땅콩버터나 치즈가 포함된 크래커 4 ~ 5개, 샌드위치 1쪽, 초코바 1개, 우유 1잔 정도가 적절합니다.

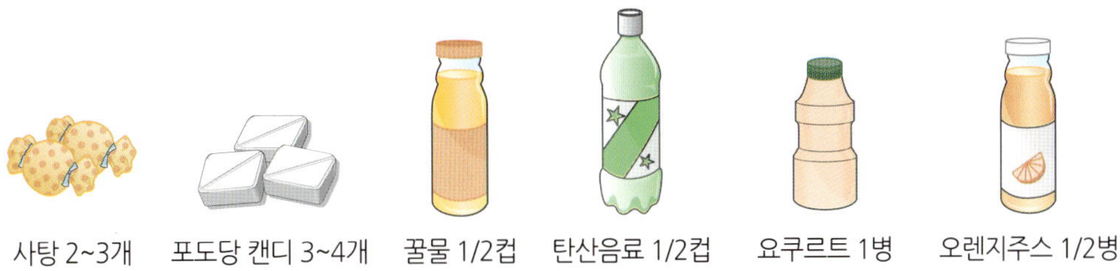
사탕 2~3개
포도당 캔디 3~4개
꿀물 1/2컵
탄산음료 1/2컵
요쿠르트 1병
오렌지주스 1/2병

〈저혈당 간식〉

6) 글루카곤 주사

글루카곤은 저혈당 상태에서 입으로 음식을 씹고 삼키지 못할 때 주위 사람들이 주사할 수 있도록 처방된 약으로 주로 의식이 없는 응급상황에서 사용합니다. 가깝게 지내는 주위 사람들은 주사방법에 익숙해져야 합니다. 또한 응급상황에 대비해 글루카곤의 보관 장소와 사용방법을 정확히 알고 평소 주기적으로 확인하는 것이 좋습니다.

특히 자기조절력이 미숙한 어린 아동의 경우, 장염에 걸려서 식사를 전혀 못하거나 더운 여름 야외 활동량이 많아 급격하게 혈당의 감소를 경험하는 유소년의 경우는 더욱 글루카곤 휴대가 필요합니다.

(1) 주의사항

- 무의식이 길어지면 위험하니 신속하고 침착하게 행동해야 합니다.
- 의식이 없을 때는 환자의 질식을 예방하기 위해서 환자를 옆으로 눕힙니다.
- 주사기 안의 증류수는 반드시 주사 직전 병 안의 글루카곤과 섞은 후 사용해야 합니다.
- 사용할 일이 없을 경우에 미리 주사용으로 준비하지 마십시오.
- 저혈당뿐만 아니라 심한 고혈당으로 쓰러지는 경우도 있습니다. 이때는 글루카곤에 반응을 보이지 않으므로 즉시 혈당을 확인을 하고 응급실에 가야 합니다.
- 드물게 오심, 구토가 있을 수 있고, 글루카곤에 알러지 반응을 보이거나 잠시 빠른 심장 박동을 경험할 수도 있습니다. 위 반응과 비슷한 경험을 했다면 의사에게 알리도록 합니다.

(2) 글루카곤을 주사해야 하는 경우

- 저혈당 상태에서 의식이 없을 때
- 저혈당 상태에서 설탕이나 당분이 들어있는 음식을 먹을 수 없을 때
- 심한 저혈당으로 인해 경련을 할 때
- 설탕, 과일 주스 등을 먹어도 저혈당 상태가 좋아지지 않을 때

(3) 글루카곤 준비하기

- 약이 들어 있는 병과 증류수가 들어 있는 병의 뚜껑을 벗기고 알콜솜으로 고무부위를 닦습니다.
- 1 mL 이상을 잴 수 있는 주사기(또는 인슐린 100단위 주사기)에 0.5 mL의 공기를 재어 증류수병 안으로 넣은 다음 거꾸로 들어 증류수 1 mL를 모두 뺍니다. 그 다음 가루약이 들어있는 병 안으로 바늘을 넣어 주사기의 증류수를 모두 넣습니다.
- 부드럽게 병을 돌려서 글루카곤을 완전히 녹입니다. 용액이 맑은 물처럼 되기 전에는 사용하지 않아야 합니다.
- 바늘을 넣고 병을 거꾸로 들어 바늘이 용액 안에 있는지 확인하면서 약을 잽니다. 글루카곤 1병은 1 mg 입니다.

(4) 글루카곤 주사하기

① 팔의 외측 상부, 허벅지 외측 등의 주사부위를 알콤솜으로 닦습니다(빠른 흡수를 위해서 근육주사가 좋으나 긴 주사바늘에 두려움이 심한 경우 100단위 인슐린 주사기를 이용하여 피

하주사 합니다). 일반적으로 몸무게 1 kg당 0.01 ~ 0.03 mg을 투여하며 성인은 1회 1 mg을 투여합니다.

글루카곤 투여 양	
체중(kg)	투여 양
10	1/3병 (0.3 mg)
20	2/3병 (0.6 mg)
30	1병 (1 mg)

② 주사침을 찌르고 플런저(밀대)를 밀어 넣어 주사합니다. 약간의 압력을 주면서 바늘을 빼고 알콜솜으로 누릅니다(글루카곤은 피하, 근육, 정맥주사 모두 가능하므로 두려워하지 마십시오).

③ 의식이 없는 경우는 깨어날 때 구토를 할 수 있으므로 질식 예방을 위해서 환자를 옆으로 눕힙니다.

④ 15분 후 혈당검사를 하여 저혈당 상태가 지속되면 같은 양의 글루카곤을 한번 더 주사할 수 있습니다. 처음 글루카곤 주사 후 환자 상태가 좋아지지 않으면 가능한 즉시 응급실로 가도록 합니다.

⑤ 환자가 깨서 삼킬 수 있게 되면 음식을 먹도록 합니다. 보통 과일 주스와 같이 흡수가 빠른 당분을 먹도록 하고 다음 치즈 크래커나 샌드위치 같은 지속성 당분을 먹습니다.

⑥ 저혈당으로 의식을 잃어 글루카곤을 사용한 경우에는 반드시 의료진에게 알리도록 합니다.

(5) 보관

현재 국내에서 시판 중인 글루카곤(상품명/가르콘, 제조사/다림바이오텍)은 차광하여 2 ~ 8℃에서 보관하고 얼리지 않도록 합니다. 또한 병에 새겨진 유효기간을 확인하고 유효기간이 지나기 전에 병원에서 다시 처방 받아 보관하시기 바랍니다.

응급 상황에 대비하기 위하여 선글라스 통과 같은 보관함을 마련해서 글루카곤과 주사기, 알코올솜을 함께 넣어 두는 것이 좋습니다.

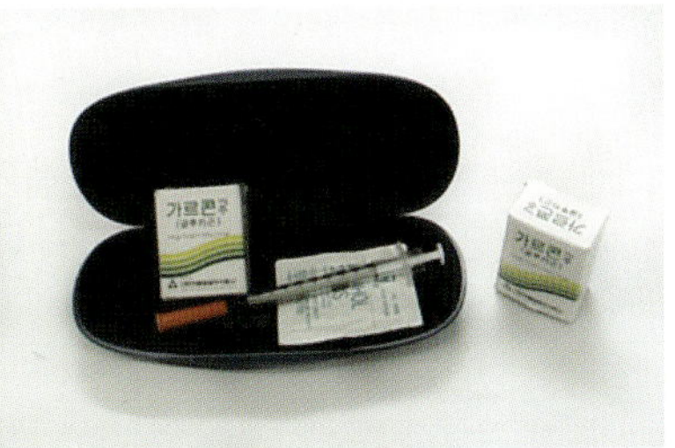

〈응급용 글루카곤〉

아플 때의 관리

당뇨병이 있는 사람들도 다른 사람들과 마찬가지로 아플 수 있으며 각 질환에 대한 치료나 평가는 다르지 않습니다. 그러나 당뇨병이 있는 경우 그 질환 자체 혹은 나타나는 증상으로 인해 혈당에 영향을 받게 되므로 보통 때보다 자주 혈당 검사를 하고 필요시 케톤 검사를 하며 인슐린 용량을 조절해야 합니다. 그리고 수분을 충분히 섭취하고 휴식을 취해야 합니다.

1) 열을 동반한 감기

열이 나면 대개 인슐린의 필요량이 증가하므로 혈당을 자주 검사해야 합니다. 특히 열을 동반한 감염성 질환이 있는 경우 체내에서 분비되는 스트레스 호르몬에 의해 혈당이 증가하게 되고 따라서 인슐린 필요량이 증가하게 됩니다. 필요한 경우에는 101쪽의 표를 참고하여 초/속효성 인슐린을 식사와 상관없이 또는 식사 인슐린에 추가하여 주사합니다. 추가 인슐린을 주사하고 나서는 2 ~ 3시간 간격으로 혈당검사를 반복하여 필요시 인슐린 추가 투여를 반복합니다.

그러나 아프면 먹는 양이 감소하게 마련이고 이로 인해 어느 정도 인슐린 필요량 증가와 평형을 이루게 됩니다. 따라서 아프다고 반드시 인슐린 양을 증가 할 필요는 없고 열도 없고 혈당검사 결과 혈당의 상승이 거의 없다면 평상시 인슐린 용량을 주사하면 됩니다. 아플 때 먹는 양이 줄거나 식사를 아예 하지 않았다고 해서 인슐린 주사를 건너뛰지는 말아야 합니다. 때로는 먹는 양의 감소가 심해 혈당이 평소보다 내려가는 경우도 있을 수는 있으며 이런 경우 인슐린 필요량이 감소합니다.

2) 구토 또는 설사가 있는 경우

구토와 설사는 위장관염의 가장 흔한 증상이며 이로 인해 음식물 섭취가 많이 줄어들기 때문에 혈당이 낮아지게되고 인슐린 필요량이 감소하게 됩니다. 체내 포도당의 부족으로 저혈당과 기아성 케톤증이 발생할 수 있어 자주 혈당 검사 및 소변 케톤 검사를 해야 하며, 혈당에 따라 인슐린 양을 결정하고 혈당이 너무 낮은 경우 저혈당을 피하기 위해 당분이 든 음식 섭취가 필요합니다. 구토와 설사가 함께 있는 경우, 조금씩 자주 음료를 마시게 하고 구토가 멈춘 뒤에 음식물을 먹도록 합니다.

질환 자체의 증상 중 하나로 토할 수 있지만 구토는 케톤산증으로 인해 나타나는 증상일 수도 있으므로 매우 유의해야 합니다. 혈당을 자주 검사하고 케톤 검사도 병행하는 것이 좋습니다. 일단 탈수의 위험이 있으므로 수분을 보충해 주는데 한번에 물을 많이 마시기 보다는 10 ~ 15분 단위로 조금씩 자주 마시게 하는 것이 좋습니다. 구토로 인해 먹는 양이 많이 감소할 경우 혈당 감소의 위험이 있으므로 혈당 검사 결과를 보면서 혈당이 낮은 경우 당분이 포함된 음료의 섭취가 필요할 수 있습니다.

먹지 못하면서 혈당이 낮아질 때에는 저용량의 글루카곤을 사용할 수 있습니다. 2세 미만에서는 0.02 mg을, 2 ~ 15세에서는 연령(만나이) 당 0.01 mg을, 15세 이상에서는 0.15 mg의 글루카곤을 피하 또는 근육 주사할 수 있는데, 이는 심한 저혈당에서 사용하는 용량보다는 적은 양입니다.

3) 케톤산증

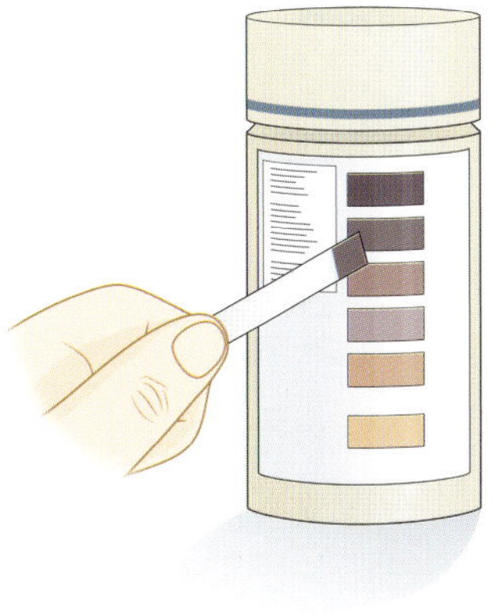

〈소변 케톤의 검사〉

당뇨병성 케톤산증은 1형 당뇨병의 가장 심각한 급성 합병증으로, 1형 당뇨병 환자의 20 ~ 40% 정도가 케톤산증이 생겨서 당뇨병으로 진단 됩니다. 그외에는 당뇨병 환자가 열성 질환이나 급성 스트레스로 인하여 인슐린 요구량이 증가될 때 또는 인슐린 주사를 고의로 맞지 않았을 때, 인슐린 펌프가 막혔을 때도 발생될 수 있습니다. 케톤산증은 인슐린이 심하게 부족하게 되면 혈당이 높은 상태에서도 지방이 분해되는데, 이때 생긴 유리 지방산이 간에서 분해되면서 케톤체가 생성되고 혈액내에 축적되어서 혈액이 산성화되는 경우를 말합니다. 케톤산증이 생기면 심한 산혈증에 의해서 호흡수가 빨라지고 호흡이 깊어지며, 호흡시에 과일향의 아세톤 냄새가 나게되며, 구역, 구토 및 복통이 나타날 수 있고 탈수와 산혈증이 심해지면 의식이 저하되면서 사망에 이를 수도 있습니다. 그러므로 케톤산증을 예방하기 위해서는 구토나 복통 등의 증상이 있을때는 자주 혈당 검사나 소변 케톤 검사를 의사선생님과 상의하여야 합니다.

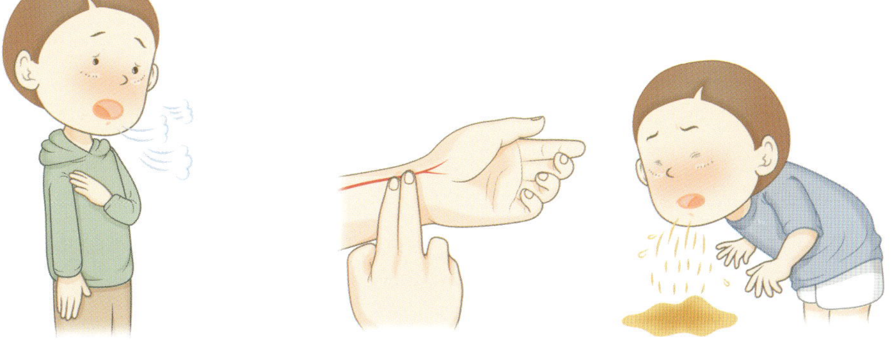

빠른 호흡수　　맥박수 증가　　구토

〈아플 때 추가적 인슐린의 투여 방법〉

케톤		혈당(mg/dL)				
혈중 케톤 (mmol/L)	소변 케톤	< 100	100 ~ 180	180 ~ 250	250 ~ 400	> 400
< 0.6	음성 ~ 미량	추가 인슐린 투여 할 필요 없음. 필요시 소량의 글루카곤 투여를 고려	걱정할 필요 없음	다음 식사시 혈당이 여전히 높으면 인슐린을 증량	하루 총 인슐린의 5% 또는 체중 당 0.05 단위의 인슐린 투여	하루 총 인슐린의 10% 또는 체중 당 0.1 단위의 인슐린을 투여하고 필요시 반복 투여
		2시간 후 혈당과 케톤을 다시 측정				
0.6 ~ 0.9	미량 ~ 소량	탄수화물과 수분을 추가로 섭취	탄수화물과 수분을 추가로 섭취	하루 총 인슐린의 5% 또는 체중 당 0.05 단위의 초/속효성 인슐린을 투여	하루 총 인슐린의 5 ~ 10% 또는 체중 당 0.05 ~ 0.1 단위의 인슐린을 투여	하루 총 인슐린의 10% 또는 체중 당 0.1 단위의 인슐린을 투여, 필요시 반복 투여
1.0 ~ 1.4	소량 ~ 중등도	탄수화물과 수분을 추가로 섭취	탄수화물과 수분을 추가로 섭취. 평소 용량의 식사 인슐린 투여	탄수화물과 수분을 추가로 섭취. 하루 총 인슐린의 5 ~ 10% 또는 체중 당 0.05 ~ 0.1단위의 인슐린을 투여	하루 총 인슐린의 10% 또는 체중 당 0.1 단위의 인슐린을 투여	하루 총 인슐린의 10% 또는 체중 당 0.1 단위의 인슐린 투여, 필요시 반복 투여
≧1.5	≧ 중등도	탄수화물과 수분을 추가로 섭취 혈당 및 케톤을 재검사	탄수화물과 수분을 추가로 섭취, 하루 총 인슐린의 5% 또는 체중 당 0.05 단위의 인슐린투여, 혈당이 오르면 반복 투여	탄수화물과 수분을 추가로 섭취, 하루 총 인슐린의 10% 또는 체중 당 0.1 단위의 인슐린 투여	하루 총 인슐린의 10 ~ 20% 또는 체중 당 0.1 단위의 인슐린 투여. 만약 케톤이 감소하지 않으면 2시간 마다 반복하여 투여	
		먹지 못하면 포도당이 들어 있는 수액을 정주해야 하며, 케톤산증의 가능성이 있으므로 매시간 혈당 검사를 한다. 만약 혈액 케톤이 ≧3 mmol/L이거나 소변의 케톤이 강한 양성일 경우에는 케톤산증의 가능성이 높으므로 응급실로 내원한다.				

4) 다음과 같은 경우에는 병원에 방문해야 합니다

- 많은 양을 토하거나 반복해서 토할 때
- 혈액검사나 소변검사에서 케톤이 양성일 때
- 숨이 차고 힘들어질 때
- 인슐린 용량을 증가시켜도 혈당이 지속적으로 250 mg/dL 보다 높을 때
- 복통이나 구토가 심할 때
- 무엇 때문에 아픈지 원인이 불분명할 때
- 기운이 없고 늘어질 때

5) 상처가 생겼을 때

상처에 대한 일반적인 조치는 일반과 동일하며 혈당 조절이 잘 되고 있는 경우라면 당뇨병이 없는 아이들과 마찬가지로 상처가 나도 잘 아물게 됩니다. 그러나 혈당 조절이 잘 안된 경우는 감염의 우려가 높아지게 됩니다. 하루 이틀 후에도 통증이 있고, 상처부위가 빨갛게 되거나, 목이나 사타구니 근처에 몽우리가 만져지거나(림프절염), 열이 날 경우에는 병원을 방문해야 합니다.

6) 수술할 때

간단한 처치일 경우라도 일단 당뇨병이 있음을 알리는 것이 가장 중요합니다. 수술 시간, 마취 여부 등에 따라 인슐린 투여방법과 용량을 조절하게 됩니다.

7) 약물의 복용

약을 복용하거나 처방 받을 때 미리 당뇨병이 있음을 알리는 것이 중요합니다. 그리고 가능하면 약의 성분표시를 확인해야 합니다. 시럽제재인 경우 당 성분을 포함하고 있는 경우가 많으나 약에 포함된 당분이 혈당을 그리 많이 올리지는 않습니다. 이보다 문제가 될 수 있는 것은 천식을 비롯한 알레르기성 질환 치료에 사용되는 스테로이드 계통의 약물입니다. 흡입 치료에 사용되는 스테로이드의 혈당 상승효과는 좀 덜한 편이나 적절한 용량으로 치료하고 혈당 변화를 잘 관찰할 필요가 있습니다.

당뇨병의 만성 합병증

장기적으로 당뇨병 관리가 잘 안 되면 합병증이 발생할 수 있습니다. 주로 우리 몸의 혈관에 문제가 발생하는데, 당뇨병과 관련된 합병증은 눈, 신장, 신경에 있는 작은 혈관에 발생하는 미세혈관 합병증과 뇌혈관이나 관상동맥(심장의 혈관) 등 큰 혈관에 발생하는 대혈관 합병증으로 분류됩니다.

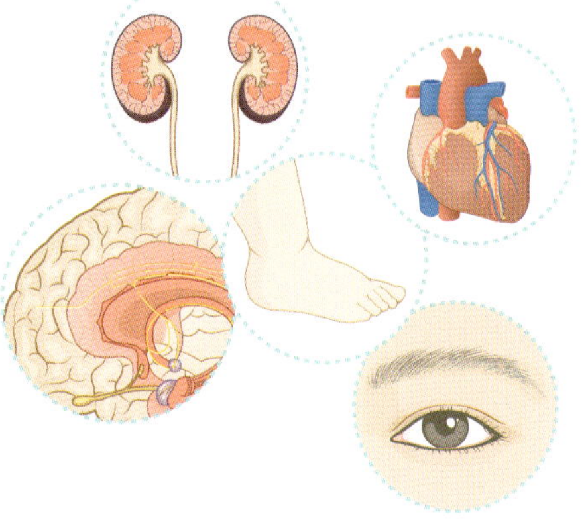

1) 미세혈관 합병증

① 눈

안구 내부의 뒤쪽에 있는 망막에는 작은 혈관이 많은데, 혈당이 오랫동안 높게 유지되면 작은 혈관으로 혈액이 잘 흐르지 못해 망막에 새로운 혈관들이 생기고 망막 자체에 여러 가지 변화가 생겨 시력이 저하될 수 있습니다. 또 새로 생성된 혈관에서는 망막에 출혈이 생기는데, 출혈이 많고 자주 반복되면 영구적인 시력저하를 초래하며 심할 경우에는 시력을 잃게 됩니다. 이것을 당뇨병성 망막병증이라고 합니다. 고혈당이 지속되며 수정체가 점차 불투명해져 백내장이 생길 수 있습니다. 혈당의 일시적인 변화가 시력에 영향을 주기 때문에 안경은 혈당이 안정화된 시기에 맞추어야 합니다.

눈의 손상을 피하기 위해 당뇨병으로 진단 받고 2년(사춘기 전일 경우는 5년) 이후 또는 10세 이후부터는 안과 검사를 매년 받아야 합니다. 이미 눈에 손상이 온 경우에도 혈당 조절을 잘 해서 더 이상 시력저하가 생기지 않도록 해야 합니다. 망막병증에 대해서는 레이저 치료나 수술을 시행하며, 백내장이 발생하면 초기에는 안약을 투여하지만 진행이 되면 수술을 받습니다.

② 신장 (콩팥)

신장의 미세혈관이 손상을 받으면 단백이 소변으로 빠져나가게 되고 지속적으로 혈당 조절이 잘 안되는 경우에는 신장의 기능이 계속 나빠져 나중에는 신장이 몸 안의 나쁜 물질을 배출하는 기능이 없어지는 신부전증이 생깁니다. 신부전증이 진행되면 주기적으로 투석을 해야 하며, 장기적으로는 신장이식이 필요합니다. 당뇨병성 신장질환은 혈당 조절이 불량하고, 혈압이 높으며, 흡연을 할 경우에 빨리 생깁니다. 신장의 합병증은 당뇨병 발생 후 10 ~ 30년 후에 주로 나타나게 되는데, 치료하지 않을 경우에는 7 ~ 10년 내에 투석이 필요하게 됩니다.

일반적으로 단백뇨가 나타나면 당뇨병성 신장질환이 있다고 말하는데 당뇨병성 신장질환이 나타나기 전에 미세알부민뇨증이 먼저 나타납니다. 24시간 동안 소변으로 배설되는 미세알부민을 측정하거나, 1회 소변에서 미세알부민/크레아티닌 비율을 측정하여 일정 기준치 이상으로 나오는 경우에는 당뇨병성 신장질환이 생기기 바로 전단계라는 것을 예측할 수 있으며 이때부터는 혈당 조절에 더 많은 신경을 집중해야 합니다. 즉 이 단계에서 혈당을 정상에 가깝게 유지하면 미세알부민뇨증은 사라지고 신장의 기능이 정상으로 회복됩니다. 치료를 위해서는 혈당과 혈압을 잘 조절해야 하며 고혈압이 있으면 신장의 손상이 더욱 심해지므로 필요시에는 항고혈압제를 복용해야 합니다.

③ 신경

신경병증이 생기면 손발이 저리거나 감각이 둔해지고 다리에 찌릿찌릿한 이상한 느낌이 생기며 통증을 잘 느끼지 못하게 됩니다. 통증을 느끼지 못하면 발에 상처가 나기 쉬우며, 당뇨병으로 인해 발의 혈액순환이 나쁘면 상처가 잘 낫지 않고 계속 악화될 수 있습니다. 자율 신경계에 문제가 생기면 소화기능이 나빠지며, 혈압이나 심장박동에도 이상이 생깁니다. 또한 저혈당이 생기면 자율 신경계에서 여러 가지 저혈당 증상이 나타나는데, 자율 신경병증이 생기면 혈당이 낮아져도 아무런 증상을 느끼지 못하다가 갑자기 의식을 잃는 일이 생길 수 있습니다(저혈당 불감증).

신경병증을 발견하기 위해 정기적으로 검사를 하지는 않으나, 신경병증이 의심되는 증상이 있으면 확진을 위한 검사를 해야 합니다.

2) 대혈관 합병증

고혈당이 지속되면 변성된 당이 혈관 벽에 붙어서 혈관 벽이 딱딱해지고 염증이 생기는 동맥경화가 생깁니다. 동맥경화증이 있으면 고혈압이 생기고, 더욱 진행되면 협심증, 심근경색, 뇌졸중과 같은 무서운 질환이 생길 수 있습니다. 동맥경화로 고혈압이 생기면 신장이나 눈의 미세혈관 합병증도 더욱 빨리 진행합니다. 소아기에 당뇨병이 생긴 경우 혈당 조절이 잘 안 되면 사춘기 무렵부터 동맥경화가 진행될 수도 있습니다. 청소년기 이후로는 혈압을 규칙적으로 측정하는 것이 좋으며, 정상으로 유지되는지 관찰하여야 합니다. 동맥경화증은 혈중 콜레스테롤이 높으면 더욱 빨리 진행되므로 사춘기 이후로는 주기적으로 콜레스테롤 수치를 검사해야 하며, 콜레스테롤이 높으면 이를 적극적으로 낮추어야 합니다. 흡연은 대혈관 합병증을 빨리 진행되게 하므로, 당뇨병이 있는 사람은 반드시 금연을 해야 합니다. 적절한 운동과 건강한 식사를 하면 대혈관 합병증을 예방할 수 있습니다.

만성 합병증에 대한 검사

- 안과 검진은 10세 이상이거나, 당뇨병 진단 후 3 ~ 5년 후부터 시작합니다. 처음 검사 후 매년 또는 안과의사의 판단에 따라 간격을 두고 검사를 합니다.
- 신장에 대한 평가는 10세 이상이거나, 당뇨병 진단 5년 후부터 시작합니다. 이후로는 매년 소변검사로 미세단백뇨의 정도를 평가합니다.
- 고지혈증 및 심혈관 질환의 가족력이 있는 2세 이후의 어린이에서는 처음 진단 시 혈당이 안정된 후 혈중 지질에 대한 검사를 시행하고, 특별한 문제가 없으면 사춘기(또는 10세 이상)부터 검사를 시작합니다. 필요시 매해 검사를 하나, LDL-콜레스테롤이 100 미만이면 5년 후 검사를 할 수 있습니다.
- 청소년기부터는 매 외래 진료마다 혈압을 측정합니다.

당뇨병과 건강관리

1) 갑상샘 질환

갑상샘 호르몬은 어린이의 성장과 발달에 관여하고 신체의 대사를 조절하는 역할을 하는 중요한 호르몬입니다. 갑상샘 호르몬은 목 중앙에 위치한 나비 모양의 갑상샘이란 장기에서 만들어집니다. 1형 당뇨병이 있을 경우에는 갑상샘 질환의 발생 빈도가 일반인보다 높습니다. 갑상샘 호르몬이 부족하면 경미한 경우에는 특별한 증상이 없으나, 심해지면 쉽게 피곤해하고 지치며 추위를 많이 타고 변비가 동반되기도 합니다. 또한 인슐린 양이 줄고 저혈당이 자주 발생하기도 합니다. 갑상샘저하증이 있으면 하루에 한 번 갑상샘 호르몬을 복용합니다. 갑상샘 호르몬이 많이 만들어지는 갑상샘항진증도 나타날 수 있습니다. 이 경우에는 체중이 감소하고 더위를 많이 느끼고 심장 박동이 빨라지며 변을 자주 보기도 합니다. 갑상샘항진증의 경우에도 대부분 약을 먹어서 조절을 합니다. 갑상샘에 이상이 생기면 일부에서는 목 중앙 부위가 커져 보이기도 하나, 심해지기 전까지는 특별한 증상이 없을 수 있으므로 주기적으로 갑상샘 기능검사를 하는 것이 권장됩니다.

2) 감염

고혈당 상태에서는 우리 몸의 면역 기능이 약해져 감염이 쉽게 생길 수 있습니다.

당뇨병이 있으면 피부의 질환이 생길 수 있는데, 피부가 건조해지면서 가려움증이 생기기도 하고 감염이 동반된 경우도 있습니다.

당뇨병이 있는 여성에서는 질염이 흔히 생기기도 합니다. 혈당조절이 불량하면 소변에 당분이 많아서 곰팡이균 등이 쉽게 번식할 수 있습니다. 질염이 있으면 가려움증이 생기는데, 가려움증은 밤에 심해지기도 하고, 질분비물이 많아지기도 합니다. 질염이 의심이 되면 병원에서 적절히 치료를 받아야 하며, 외음부 쪽에 통풍이 잘 되는 속옷을 입고, 알칼리성이 강하지 않은 세제로 씻고 타월로 외음부를 가볍게 두드려 말리는 것이 좋습니다.

3) 발의 질환과 발관리

당뇨병이 장기간 조절되지 않아 혈액순환이 잘 안되거나 신경병증이 있어 통증을 느끼지 못하면, 발에 궤양이 생기고 잘 낫지 않으므로 외과적 치료가 필요한 심각한 상태까지 갈 수 있는데, 이를 '당뇨병성 발' 이라고 합니다.

당뇨병이 있으면 평소에도 발을 건강하게 관리하는 것이 좋습니다. 저자극성 비누와 따뜻한 물로 발을 씻고, 발을 잘 말리며, 피부가 건조해지면 로션을 바릅니다. 발톱은 일직선으로 자르고, 발톱을 자를 때 피부가 다치지 않도록 주의합니다. 발에 잘 맞고 편하며 통기가 잘되는 신발을 신는 것이 매우 중요합니다. 오전에 비해 오후에 발이 부어 커지는 경향이 있으므로, 신발은 오후에 사는 것이 좋으며, 약간 여유가 있는 신발을 사도록 하고, 새 신발을 처음 신은 날은 긴 시간 신지 않고 점차 신발이 발에 적응하도록 하는 것이 좋습니다. 같은 신발만 신으면 같은 부위가 눌려서 티눈이 생기기 쉬우므로 다른 형태의 신발을 교대로 신는 것도 권장됩니다. 여름에 샌들을 신을 때에도 발이 보호되는 형태의 신발을 신는 것이 좋습니다. 양말도 땀 흡수와 통기가 잘 되며 발목이 심하게 조이지 않는 것을 신는 것이 좋으며, 맨발은 삼가야 합니다.

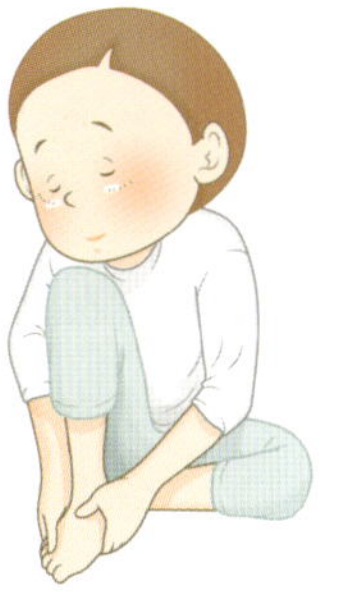

평소 스스로 발의 상태를 확인하며, 발에 염증, 물집, 심한 굳은살이 생기거나 발톱에 문제가 있으면 의료진에게 알리도록 합니다.

4) 구강 관리

당뇨병이 있다고 충치가 많이 생기지는 않으나, 혈당관리가 안되면 충치와 잇몸 질환이 쉽게 생깁니다. 따라서 당뇨병이 있으면 평소 양치질을 잘 하고 매년 치과 진료를 받는 것이 필요합니다.

혈당이 잘 조절되지 않을 때 발치를 하거나 치석 제거 등의 시술을 받으면 염증이 생길 가능성이 높으므로 치과 치료가 계획이 되어 있으면 혈당관리를 더욱 잘 해야 합니다. 치과 치료 후에 일시적으로 잘 먹지 못하는 상태가 될 수 있으므로 미리 인슐린 용량 조절을 계획하는 것이 좋습니다. 인슐린 집중치료를 하고 있으면 식사 인슐린을 적절하게 감량하면 되고, 인슐린 2회 주사법을 사용할 경우에는 치료 후 주로 작용하는 인슐린을 미리 줄여서 투여할 수 있습니다.

5) 심리적인 문제

청소년기는 신체적, 정신적으로 많은 변화가 있으며 이에 적응하는데 어려움이 발생할 수도 있습니다. 이러한 청소년기에 당뇨병이 있으면 우울증이나 불안 장애가 생길 가능성이 더 커집니다. 심리적인 문제로 인해 혈당 조절이 잘 안되며 병원에 재입원을 해야 하는 상태가 되는 경우도 있습니다. 심리적인 어려움이 있을 때에는 담당 의료진과 이에 대해 의논을 해야 하며, 필요시 심리 상태에 대한 전문적인 진료를 받아야 합니다.

6) 예방접종

당뇨병이 있는 어린이는 반드시 예방접종을 하는 것이 권장됩니다. 특히, 매해 독감 예방접종을 해야 합니다. 폐구균 예방접종은 보통 영유아기에만 시행하는데, 당뇨병이 있으면 그 후에도 예방접종을 하는 것이 권장됩니다. 예방접종 후에는 열이 나거나 일시적으로 혈당이 올라 갈 수도 있으나, 해열제를 복용하고 고혈당에 대해 일반적인 방법으로 인슐린을 증량하여 투여하면 됩니다.

당뇨병과 성장 및 사춘기

당뇨병이 있더라도 혈당관리를 지속적으로 잘 한다면 성장에 특별한 문제가 없습니다. 당뇨병 관리가 잘되지 않으면 우리 몸의 대사가 잘 이루어지지 않고 성장 호르몬의 분비와 작용에 문제가 생겨서 성장 장애가 생길 수도 있으나, 다시 당뇨병 관리가 잘 되면 따라잡기 성장이 될 수도 있습니다. 당뇨병이 있는 어린이는 사춘기가 약간 늦게 시작되는 경향이 있지만 대부분의 경우 문제가 될 정도로 사춘기가 지연되지는 않습니다. 그러나 당뇨병 관리가 매우 불량하면 사춘기가 매우 늦어지거나 월경 불순이 생길 수도 있습니다.

사춘기 시작 후 약 20세까지는 골밀도가 많이 증가하는 시기로 평생의 뼈 건강에 매우 중요한 시기입니다. 만약 이 시기에 당뇨병 관리가 불량하여 고혈당과 함께 사춘기 진행에 문제가 있으면 골다공증이 생길 수 있으므로 청소년기에는 당뇨병 관리를 잘 하는 것이 뼈의 건강을 위해서도 중요합니다.

당뇨병이 있는 여성에서 월경 주기로 혈당의 변화가 심한 경우가 있습니다. 월경 주기에 따른 여성호르몬의 변화에 의해 인슐린 감수성에 변화가 생기거나, 식욕의 변화가 생기거나, 활동량의 감소 등으로 혈당에 변화가 생긴다고 추정되나 정확한 이유는 알려져 있지 않습니다. 월경 전후에 고혈당이 심하게 발생하는 체질일 경우에는 월경 전후로 '아플 때의 혈당관리'에 준하여 관리를 하면 됩니다.

당뇨병이 있는 여성에서 월경불순이 심하거나 3개월 이상 월경이 없을 경우에는 다낭성 난소증후군이 있거나 갑상샘 기능 이상이 있을 수 있으므로 진료가 필요합니다.

음주와 흡연

1) 음주

모든 청소년에서 음주는 금지되어 있습니다. 성인이 되어 음주를 할 기회가 있을 때에는 음주가 당뇨병에 미치는 영향에 대해 알고 적절하게 음주를 해야 합니다.

음주를 하면 저혈당이 쉽게 발생합니다. 술을 마시면 간이 알코올 분해 작용을 하느라 간의 다른 대사기능이 떨어지는데, 포도당을 만드는 기능도 함께 감소됩니다. 또 저혈당이 있을 때 혈당을 올려주는 여러 호르몬이 잘 분비되지 못해서 저혈당이 생기면 회복이 잘 되지 않습니다. 술을 마실 때에는 곡류군의 섭취는 적고 지방이 많은 육류를 먹는 경우가 많아서 이 또한 저혈당의 원인이 됩니다. 음주 후 취한 상태에서 저혈당이 생기면 저혈당 증상을 느끼지 못하고, 저혈당에 대해 대비를 잘 하지 못해 큰 사고가 발생할 수도 있어 주의를 요합니다.

한편으로 알코올은 7 kcal/g으로 열량이 높은 식품입니다. 대부분의 안주는 고열량 식품으로 술을 자주 마시는 사람은 비만해지기 쉽니다. 음주를 하면 몸의 지방대사에도 변화가 생겨서 혈중 중성지방이 증가하고 당뇨병의 만성 합병증의 발생 위험이 증가됩니다.

따라서 당뇨병이 있을 때 음주를 할 경우에는 다음의 내용을 생각해야 합니다.

- 음주는 최소화 하는 것이 좋습니다.
- 술을 먹을 때에는 음식과 함께 먹도록 합니다. 지방 함량이 높은 안주만 먹어서는 안되며, 복합 탄수화물이 들어 있는 안주를 먹도록 합니다.
- 단순당이 많이 들어 있는 과일주나 와인은 피하는 것이 좋으며, 도수가 높은 술은 물이나 소다수 등으로 희석하여 먹는 것이 좋습니다.
- 취기가 있을 정도로 음주를 한 후에는 혼자 자지 않으며, 친구에게 저혈당의 발생 가능성에 대해 미리 알려 주는 것이 좋습니다.
- 필요시 새벽 혈당 검사를 합니다.

2) 흡연

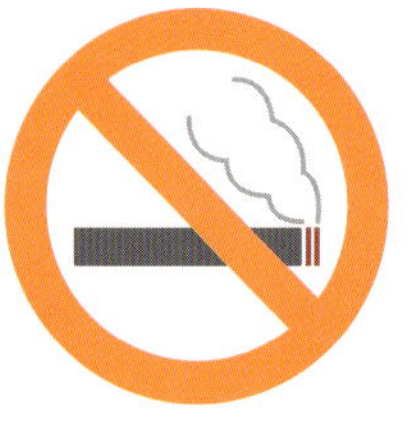

흡연은 건강에 해로운 점이 매우 많습니다. 모든 사람에서 흡연은 폐암, 구강암, 식도암, 방광암의 발생을 증가시킵니다. 또 동맥경화 등 심혈관계 질환이 더 잘 발생되며, 성인 남성에서는 발기부전의 원인이 될 수도 있습니다.

당뇨병이 있을 때 흡연은 독입니다.

흡연은 모든 당뇨병의 합병증이 더 빨리, 더 심하게 오도록 하기 때문입니다. 또 담배에 있는 니코틴은 인슐린 저항성을 증가시켜서 더 많은 인슐린을 맞아야 혈당이 조절되게 됩니다. 따라서 당뇨병이 있는 사람은 절대적으로 금연을 해야 합니다.

만약 이미 흡연을 하고 있다면 적극적으로 금연을 해야 하는데, 금연 초기에 있는 금단 증상을 극복하기 위해 니코틴 패치 등의 보조용품을 사용할 수도 있고, 허전함을 줄이기 위해 소량의 당근이나 오이 같은 채소나 저칼로리 껌을 씹을 수도 있습니다. 보통 금연 후 첫 2주간이 고비이므로 금연을 시도하시는 분은 이 고비를 잘 넘기시기 바랍니다. 만약 혼자 힘으로 금연을 할 수 없다면 담당 의료진에게 금연을 도와줄 수 있는 방법을 물어보십시요.

이것만은 꼭!

흡연은 일반적인 해로움뿐만 아니라 당뇨병이 있는 사람에게는 동맥경화, 관상동맥질환, 뇌혈관 질환과 미세혈관 합병증의 위험을 증가시키므로 절대적으로 금연을 해야 합니다.

7장

다양한 상황에서의 당뇨병 관리

연령에 따른 1형 당뇨병의 관리

자녀가 당뇨병을 갖고 있는 경우 자녀를 어떻게 다루어야 할지 그리고 자녀가 갖고 있는 당뇨병에 대하여 어떻게 접근하고 교육하여야 할 지가 부모님들에게는 고민거리가 됩니다. 소아 및 청소년은 성인에 비하여 지식이나 의지가 부족하고, 사춘기 및 성장에 따른 신체적, 심리적 변화, 불규칙한 학교 생활 등으로 성인보다 당뇨병 관리가 쉽지 않습니다. 신체적으로 성장 할 뿐 아니라, 지적, 정서적으로도 성장, 성숙하는 과정을 거치기 때문에 아이의 연령과 정서적인 발달 단계에 따라 부모님과 가족의 태도와 접근방법이 달라져야 합니다. 당뇨병의 관리 역시 각 시기에 맞추어 변화시켜야 하고, 부모에게 전적으로 의존하던 당뇨병 관리는 학년이 올라가면서 단계적으로 부모에게서 아동으로 옮겨 가야 합니다. 어린 유아에 적절한 방식을 청소년에게 적용할 경우 과보호가 될 수 있고 반대의 경우는 또 다른 부담과 좌절을 경험하게 할 수도 있기 때문입니다. 스스로 당뇨병을 관리하는 능력을 기를 수 있도록 하는 과정에서 여러 시행 착오가 있겠지만, 부모와 아동에 대한 지속적이고 반복적인 교육과, 심리적 지지는 당뇨병을 가지고 건강하고 즐겁게 살아갈 수 있도록 도울 수 있습니다.

특정 연령에 당뇨병 관리와 관련한 교육이나 습득하여야 할 술기가 정해져 있는 것은 아니며, 개인의 발달 상황등을 고려하여야 합니다. 연령별로 나누어 본 당뇨병 관리는 다음과 같습니다.

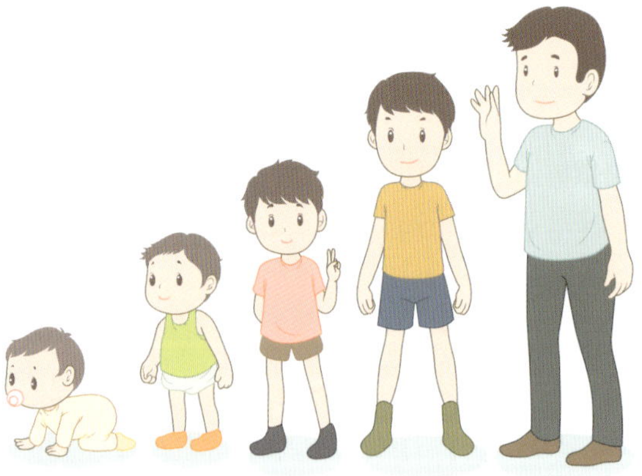

1) 1.5세 이하

배가 고픈데 왜 먹지 못하는지, 그리고 그리 배가 고프지 않은데도 저혈당을 피하기 위해 먹어야 한다는 것을 전혀 이해 할 수 없는 연령입니다. 따라서 이 시기는 섭식과 관련한 문제들이 자주 발생할 수 있습니다. 부모에게도 이 연령의 아이가 당뇨병이라는 것이 큰 스트레스가 되고 아이와 의사소통이 어려우며 불안감을 느끼고 자신감이 저하되어 아이를 과보호하게 됩니다. 또한 잦은 혈당검사와 인슐린 주사가 어려움을 가중시킬 수 있습니다. 이 시기에는 부모나 아기가 모두 인슐린 주사 사용에 익숙해지는데 집중하도록 합니다. 주사와 검사는 가능한 빨리 부드럽게 진행하도록 합니다.

2) 1.5 ~ 3세

자유 의지가 생기면서 고집이 세어지는 시기입니다. 외부에 대한 관심이 증대되며 동시에 엄마에 대한 애착이 다시 증가하는 시기이기도 합니다. 아이가 떼를 쓰는 상황이 혈당과 관련이 있는지를 부모의 입장에서는 판단하기 어려울 수 있습니다. 부모는 대개 당뇨병과 관련한 부분에 대해 엄격한 대신, 다른 부분에는 관대해져 자칫 아이가 버릇이 없어질 수도 있습니다. 적절히 제한하면서도 다른 아이들처럼 외부 세계에 관심을 갖고 탐험하는 것을 북돋아 줄 필요가 있습니다. 또한 이 시기에는 인슐린 주사 자체보다 병원과 같은 낯선 환경이 아이에게는 더 무서울 수 있습니다. 가능한 안정되고 편안한 환경에서 검사와 주사를 진행하도록 합니다.

3) 3 ~ 6세

외부 세계와 자신의 몸에 대해 탐구하고 남녀의 성을 알게 되며 역할놀이가 가능해지는 시기입니다. 6세경이 되면 부모가 원하는 것을 하고자 하는 의지를 보이기도 합니다. 당뇨병을 앓는 것에 대해 뭔가 잘못했기 때문에 혈당검사나 인슐린 주사로 벌을 받는 것이라고 생각할 수 있습니다. 잘못된 행동의 대가로 당뇨병이 발병한 것이 아니라는 것을 설명하고 안심시켜야 합니다. 저혈당과 고혈당에 대한 부모의 과도한 두려움은 아동의 행동을 지나치게 제한 할 수 있으므로 의료진과 함께 아이에게 맞는 융통성 있는 관리 지침을 만들기 위해 노력해야 합니다. 이 시기까지는 혈당검사와 주사 모두를 일차적으로는 부모가 하여야 합니다. 아이가 싫고 좋은 것이 분명해지고 협조하지 않는 경우 실제로 혈당검사나 주사가 어려워 질 수도 있습니다. 또한 부모의 입장에서는 아이가 먹는 양을 미리 예측하기가 어렵고 저혈당에 대한 우려 또한 많아지는 시기입니다. 일상 생활의 다른 소소한 부분들은 스스로 결정할 수 있게 해주시고 혈당검사나 주사 등에 대하여 미리 많은 얘기를 하고 교육하는 것은 오히려 아이에게 부담이 될 수 있어 피하시는 것이 좋습니다.

4) 초등학생

충동을 조절하고 규칙 준수를 배우는 연령입니다. 일어나고 있는 현상에 대한 관심이 생기지만 그것이 얼마나 지속될지를 이해하기는 아직 힘듭니다. 당뇨병이 무엇인지에 대한 관심도 생깁니다. 부모에게서 떨어져 혼자서 자신의 당뇨병 관리가 시작되는 시기입니다. 당뇨병 관리를 위하여 지켜야 할 몇가지 규칙이 있을 뿐, 당뇨병이 없는 사람이 지켜야 하는 규칙은 똑같이 지켜야 함을 아동에게 인식시켜야 합니다. 당뇨병과 상관 없는 일에는 '당뇨병 탓'으로 하지 않도록 하며, '당뇨병 때문에 할 수 없다'라는 것보다는 다른 타당한 이유를 제시함으로써, 당뇨병에 대한 거부감이 쌓이지 않도록 합니다. 이 시기에는 미세한 동작 조절이 가능해지면서 인슐린 주사 용량을 재고 혈당 기록을 읽을 수 있습니다. 고학년이 되면 합병증을 예방하기 위해 혈당을 잘 조절하는 방법을 설명해 주면 이해할 수 있습니다. 가까운 친구들이나 학교 선생님께 자신이 당뇨병이 있다는 것을 알려, 필요시 도움을 받을 수 있도록 합니다. 이 시기에는 학교에서 점심시간에 인슐린 주사를 도와줄 수 있는 사람을 찾는 것이 중요하며 학교 선생님도 저혈당에 대처하는 방법을 알고 계셔야 합니다. 부모는 학교에서 문제가 있을 경우 항상 연락 가능한 상태여야 합니다.

5) 중학생

당뇨병 교육을 비롯한 모든 종류의 교육에 매우 수용적인 시기이며 동료가 중요한 역할을 하는 시기이기도 합니다. 당뇨병 캠프처럼 당뇨병을 갖고 있는 또래들과의 만남이 도움이 됩니다. 왜 당뇨병이 본인에게 생겼는지 궁금해하고 이 질환이 평생 갈 것이라는 것을 처음 인지하는 시기이며 이를 받아들이는데 시간이 걸리기도 합니다. 혼자서 혈당 검사 및 인슐린 주사 투여를 할 수 있습니다.

6) 사춘기

특히 사춘기 초반에 자신의 신체에 일어나는 변화에 많은 관심을 갖게 되며 당뇨병이 신체에 어떤 영향을 미치는지 알고 싶어합니다. 사춘기에 많이 분비되는 성장호르몬이나 성호르몬의 영향과 불규칙한 생활, 여러 심리적 스트레스로 혈당 조절이 잘 되지 않는 시기입니다. 친구들과 밖에서 보내는 시간이 늘고 음식을 사먹는 빈도도 많아져 자유와 함께 인슐린 용량 조절에 대해 스스로 시험해보고 결정하는 책임이 늘어나는 시기이기도 합니다. 그러나 완전히 혼자서 조절할 수 있을 만큼 성숙한 단계는 되지 못합니다. 당뇨병과 관련된 많은 과제들은 자신에 대한 부정적 감정을 일으켜 관리가 소홀해지기도 합니다. 병원 외래 방문 시 혼자서 진료를 받도록 하거나 혹은 보호자와 함께 내원하시더라도 아이만 따로 면담할 필요가 있습니다. 부모님 입장에서 아이가 당뇨병을 잘 조절하고 있는지를 확인하기가 쉽지 않을 수 있습니다. 이 시기의 아이들은 부모의 개입 없이 본인이 알아서 조절하기를 원하지만 동시에 부모가 모든 것을 알고 있기를 원합니다. 또한 이 시기의 아이들은 직업, 배우자, 임신과 출산, 그리고 당뇨병의 만성 합병증 등에 대한 걱정과 고민이 생기고 이로 인해 우울감을 느끼기도 합니다. 한편 당장 혈당 조절이 잘 안되더라도 합병증쯤은 나이가 든 다음의 일이니 당장은 문제가 없다고 생각하기도 합니다. 부모는 아이가 스스로 조절할 수 있도록 점차적으로 자율권을 부여하면서도, 혈당검사를 제대로 하고 주사를 제대로 맞으며 잘 기록해 나가고 있는지 확인을 하셔야 합니다. 이 시기에는 위험행동도 늘게 되는데 남아가 더욱 그렇습니다. 인슐린 주사를 고의로 빼먹는 경우도 생길 수 있습니다. 이 시기에 자녀와의 관계에서 타협과 동의는 반드시 필요한 요소입니다. 자녀가 원하는 자율권을 주시되 자녀가 언제 어디에 있는지 늘 연락 가능하도록 휴대전화 등을 활용하는 것도 하나의 방법이 될 수 있겠습니다. 같은 당뇨병을 가진 친구나 선후배의 만남은 당뇨병을 가지고도 즐겁게 살아갈 수 있는 방법을 서로 나누며 도울 수 있습니다.

가정에서의 당뇨병 관리

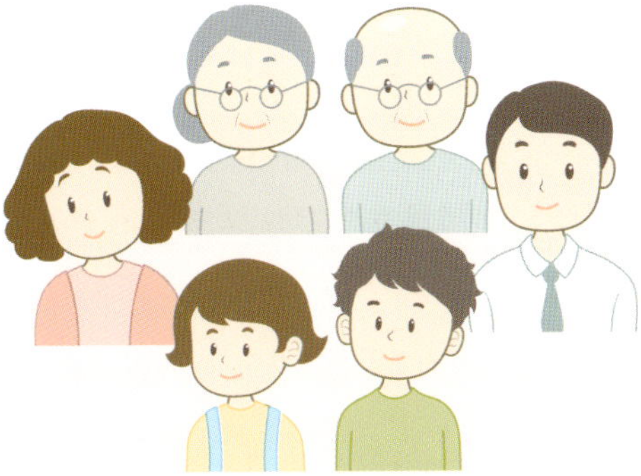

소아 당뇨병은 자녀의 문제일 뿐만 아니라 가족 전체의 문제이기도 합니다. 자녀의 당뇨병으로 인하여 가족 내에 새로운 어려움이 생기지만 이를 알아가고 준비하며 함께 해결해 가는 과정 중에 가족간의 유대 관계가 공고히 되는 기회가 되기도 합니다.

자녀가 당뇨병을 진단 받게 되면 부모는 정신적, 경제적인 부담감을 갖게 됩니다. 처음에는 어렵고 생소하던 자녀의 당뇨병 관리는 시간이 경과함에 따라 서서히 익숙해집니다. 하지만 경우에 따라 목표하는 만큼 혈당조절이 잘 안 되는 경우도 있으니 항상 관리하려는 자세를 유지하는 것이 중요합니다. 부모는 자녀의 당뇨병 관리를 같이 해가며 자녀의 나이와 발달단계에 맞게 스스로 하게끔 이끌어야 합니다. 자녀가 관리가 가능한 충분한 나이가 되었음에도 과잉보호를 하여 자녀를 독립시키지 못한다면 자녀는 자기중심적이고 의존적이 되어 학교나 사회에 부적응하는 문제가 발생하기 쉽습니다. 아버지와 어머니가 함께 자녀의 당뇨병 관리에 적절하게 관여를 하는 가정에서 자녀가 당뇨병 관리를 잘하는 경향이 더 강하므로 부모가 가정내 역할분담을 하는 것이 바람직하겠습니다.

각종 여건으로 인해 조부모가 부모대신 당뇨병을 가진 자녀를 양육해야 하는 경우가 있습니다. 조부모는 부모보다 자녀를 과잉 보호하는 경향이 있으며 당뇨병 질환에 대한 이해 및 실천에 한계가 있기 쉽습니다. 조부모가 자녀를 양육하는 경우 부모와 같이 질환을 이해하려는 노력이 요구됩니다. 조부모가 양육하는 것이 당뇨병을 가진 자녀에게 문제가 되는 경우 가능하다면 부모가 양육자의 역할을 맡아야 하는 것이 맞습니다.

부모는 당뇨병이 있는 자녀를 책임지고 특별하게 보호하게 됩니다. 그런 과정 중에 당뇨병이 없는 형제 자매들을 소홀히 할 수 있고 그들의 마음에 상처를 줄 수 있습니다. 부모의 관심을 더 받는다는 이유로 다른 형제 자매들이 당뇨병이 있는 자녀를 시기하고 질투하는 등 이들에게도 정서적, 행동적 문제가 발생할 수 있습니다. 따라서 부모는 당뇨병이 없는 자녀가 당뇨병이 있는 형제 자매를 이해할 수 있게 상황을 설명하고 자녀들이 가족 내 동등한 위치라는 것을 알게 하도록 노력해야 합니다.

학교에서의 당뇨병 관리

학교에서 적응하는 방법은 생길 수 있는 문제를 미리 알고 준비하는 것입니다. 또한 학교에서의 당뇨병관리는 본인의 건강을 스스로 지키려는 의지가 있어야 가능합니다.

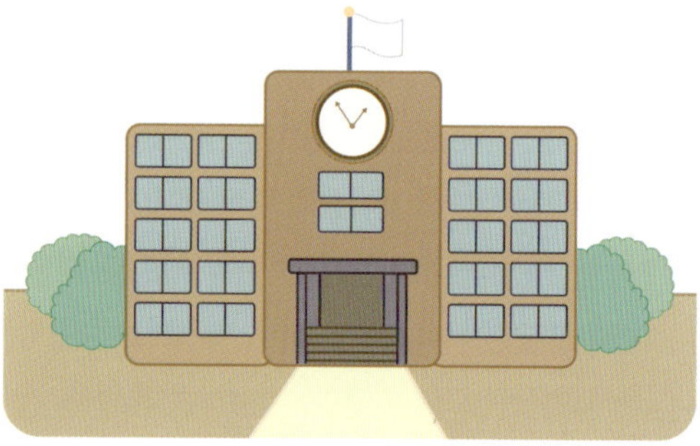

1) 학교에서의 혈당검사와 인슐린 주사

당뇨병이 있는 소아 및 청소년은 학교에서 혼자만 겪어야 하는 당뇨병 관리의 어려움으로 인하여 친구들에게 당뇨병이 알려지는 것을 꺼려하거나, 다른 사람들의 눈에 잘 보이지 않는 학교 화장실 같은 곳에서 인슐린 주사를 맞거나 혈당검사를 하는 경우가 생깁니다. 그런가 하면 인슐린 주사를 투여하지 않거나 혈당검사를 학교에서 전혀 하지 않는 방법으로 본인의 건강을 스스로 돌보지 않게 되는 경우도 있어 당뇨병의 합병증이 빨리 발생할 수 있습니다. 따라서 인슐린 주사와 혈당검사를 위해 학교 보건실을 이용하거나, 그 외 학교 내 어디서든지 혈당검사 및 인슐린 주사를 맞는데 당당해야 하며 부끄러워하거나 부담을 느끼지 않아야 합니다. 이를 위해서는 자신의 건강을 스스로 지키려는 본인의 의지가 가장 중요하며 진단 이후 바로 알려서 선생님의 협조와 친구들의 이해를 구해야 합니다.

2) 수업시간이나 학교 활동 중의 저혈당증

학교에서 대부분의 담임 교사, 보건 교사, 체육 교사들은 1형 당뇨병에 대해 충분히 알지 못하는 경우가 많습니다. 따라서 당뇨병이 있는 소아 청소년은 기본적인 당뇨병 관리에 관해서 본인 스스로가 잘 이해하고 있어야 합니다. 또한 교실이나 스쿨버스 안을 포함해 학교 어디서든지 정해진 시간에 간식을 먹으며, 언제든지 보건 교사를 만나서 상담을 하고 저혈당증이 발생한 경우에는 즉시 치료를 받아야 합니다. 수업 도중에라도 저혈당 증상이 있으면 즉시 혈당 검사를 하고 저혈당 간식을 섭취한 후 교실이나 보건실에서 잠시 휴식을 취한 다음 수업을 받아야 합니다. 청소, 단체 활동, 처벌을 받는 중에도 저혈당증이 발생할 수 있으므로 저혈당 증상이 있는 경우에는 교사에게 표현을 하고 혈당 검사를 한 후 저혈당 간식을 먹어야 합니다.

3) 친구에게 알리기

대부분의 어린 아동들은 반 친구들에게 자신의 당뇨병을 이야기하고 그들에게 도움을 요청하는 것을 어려워하지 않지만, 어느 정도 성장한 아이들일수록 비밀로 하는 경우가 많습니다. 하지만 많은 친구들이 당뇨병에 대해 가능한 일찍, 더 많이 알게 될수록 본인에게 도움이 됩니다. 우선 당뇨병이 있다는 것을 친한 친구들에게 먼저 말하는 것이 좋습니다. 당뇨병으로 인해 인슐린 주사를 투여하고, 정해진 시간에 정해진 양만큼의 간식이나 식사를 하지 않으면 저혈당 및 고혈당이 발생할 수가 있지만, 그 외에 다른 점이 없음을 친구들에게 분명히 확인시켜 주는 것이 좋습니다. 또한 당뇨병이 전염되는 병이 아니라는 사실을 알게 하는 것도 필요합니다. 새로운 친구를 사귀게 되는 경우에는 혈당검사와 인슐린 주사를 맞는 것을 보고 신기해 하거나 무서워하는 경우도 있으므로 차분히 당뇨병에 관해 설명을 해 줄 수 있는 용기가 필요합니다. 당뇨병은 부끄러워하거나 숨겨야 할 병이 아닙니다. 학교 친구들과 함께 하는 일상적인 학교 생활은 모두 참석이 가능합니다. 처음 당뇨병 치료를 시작하는 순간부터 용기를 내어 친구들에게 알리는 것이 도움이 됩니다.

4) 학교 급식

당뇨병이 있는 경우에는 학교 급식 시에 이미 정해진 식단을 보고 자신의 권장 식사량을 계산해서 점심 식사를 해야 합니다. 급식 시에 너무 많이 먹어 고혈당이 발생하거나, 반찬이 부족하거나 식사의 양이 부족해서 저혈당증이 발생할 수 있으므로 본인의 식사량을 정확히 파악해서 먹는 것이 중요합니다. 처음 당뇨병을 진단 받았을 때에는 급식을 먹는 것에 대해 걱정이 될 수 있으나, 가능한 친구들과 함께 급식을 먹도록 합니다.

5) 체육활동과 단체활동

학교에서 심한 운동을 하기 전에는 혈당 검사를 하고, 혈당이 250 mg/dL 이상이면 운동에 참가하지 말고 소변의 케톤 검사를 시행하고, 필요시 물을 섭취하거나 인슐린을 투여합니다. 혈당이 너무 낮은 경우에도 운동을 금해야 합니다. 체육활동 시간에 심한 운동을 해야 하는 경우가 생기면 미리 간식을 섭취하여 저혈당을 예방해야 합니다.

캠프, 수학여행, 소풍 등과 같은 학교 행사에는 적극적으로 참석합니다. 이러한 기회를 통해 당뇨병 관리 면에서 부모에 대한 의존에서 벗어나 자기 관리에 대한 필요성을 알게 되며 책임감을 배울 수 있고, 정상 생활에서도 많은 자신감을 얻을 수 있습니다. 스스로 자기관리를 하기 어려운 어린 학생은 반드시 교사의 협조를 구해야 하며 야외 활동에 처음 참석하는 경우에는 안전을 위해 담당 의료진과 상의를 하는 것이 필요합니다. 단체 생활 속에서 교육 기회를 가짐으로써 신체적, 정신적으로 건강하게 성장, 발달할 수 있도록 도움을 받을 수 있습니다. 야외 활동 시에 당뇨병을 남에게 알리고 싶지 않은 경우에는 인슐린 주사와 혈당 검사를 위해 교사와 상의하여 조용한 장소를 찾도록 합니다.

여행할 때의 당뇨병 관리

1) 여행 준비하기

여행을 갈 때에는 혈당기, 스트립, 알콜솜, 인슐린과 주사를 위한 소모품, 저혈당 간식 등을 충분하게 준비해 갑니다. 장시간 여행이나 외국으로 여행을 할 때에는 인슐린의 이름이 기록된 처방전이나 담당 의료진의 영문 소견서를 가지고 가는 것이 예기치 못한 상황이 생겼을 때 도움이 될 수 있습니다. 또 함께 여행을 하는 사람에게 당뇨병이 있음을 알리고 저혈당이 생겼을 때 도와줄 수 있는 방법을 간단하게 미리 설명을 해 주는 것도 좋습니다.

2) 인슐린의 보관과 용량의 조절

차의 트렁크나 비행기의 짐칸은 온도의 변화가 많을 수 있으므로 인슐린은 객실칸에 가지고 타는 것이 좋습니다. 만약 트렁크나 짐칸에 인슐린을 넣는다면 온도 변화가 적도록 특별하게 포장을 하는 것이 좋습니다.

여행지의 온도가 적절하고 시원한 장소에 보관을 할 수 있으면 인슐린을 반드시 냉장고에 넣어야 하는 것은 아니나 더운 지역에서는 냉장고를 이용하는 것이 좋습니다. 여행지에 있는 냉장고에 인슐린을 넣을 때에는 얼지 않을 온도인지를 확인합니다.

비행기 등을 타고 이동하여 시차선을 넘을 경우에는 출발할 때부터 도착지의 시간을 기준으로 식사를 하고 인슐린을 투여하는 것이 편리합니다. 만약 지속형 인슐린을 투여할 때에는 시차에 따라 주사의 시간 간격이 짧아질 수 있는데, 그럴 경우에는 시간이 짧아지는 것에 비례하여 지속형 인슐린을 미리 감량할 수 있습니다. 만약 지속형 인슐린의 투여 시간이 약간 뒤로 미루어진다면 적절하게 초/속효성 인슐린을 추가로 주사할 수 있습니다. 시차와 관련된 인슐린 용량의 조절은 여행 전에 담당 의료진과 상의를 하는 것이 좋습니다.

3) 여행 중의 주의 사항

여행을 할 때에는 대부분 평소보다 많이 걷게 되므로 양말과 편한 신발을 신어서 발관리를 잘 하도록 합니다. 여행 중에는 평소와 식사의 종류가 달라질 수 있는데, 식사와 관련하여 혈당의 변화가 있을 경우 반복되지 않도록 신경을 써야 하나 새로운 음식을 섭취하는 것을 꺼리지 말고 혈당 변화를 편안한 마음으로 관리합니다. 그러나 먼 여행지에서 장염의 증상이 생기면 위험하므로 물 등의 음식물의 위생상태를 잘 살펴서 섭취를 하도록 합니다.

당뇨병 캠프

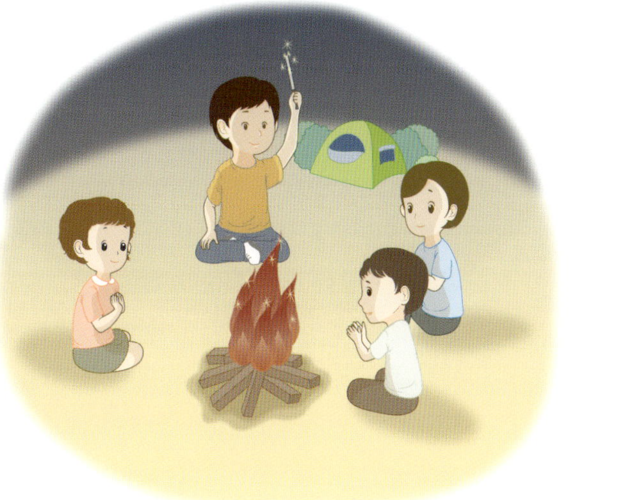

당뇨병 캠프는 당뇨병이 있는 소아 청소년을 대상으로 집 또는 병원 밖의 환경에서 단체 생활을 하면서 당뇨병이 있는 친구들과의 만남을 통해 서로와 자신을 이해하고, 나아가서는 사회생활을 하는데 있어서 필요한 경험과 지식 및 자신감을 키우는 것을 목표로 합니다.

당뇨병 캠프는 당뇨병이 있는 소아 청소년 뿐만 아니라 당뇨병 교육 및 진료에 전문성이 있는 의료진과 자원 봉사자들이 함께 진행을 합니다. 우리나라에는 지역별 및 병원별 여러개의 당뇨병 캠프가 있는데, 세부내용은 캠프별로 다양하나 공통적으로 안전하고 재미있으며 유익한 캠프활동이 되도록 열성적으로 운영되고 있습니다.

다음은 우리나라에서 운영 중인 지역별 당뇨병 캠프입니다. 캠프 참가에 대해서는 담당 의료진에게 문의하시기 바랍니다.

- 경인지역 소아당뇨캠프 (해당 지역 : 강원, 경기, 대전, 서울, 인천, 제주, 충청)
- 대구·경북 소아건강 캠프 (해당 지역 : 경북, 대구)
- 부산 소아·청소년 당뇨병 캠프 (해당 지역 : 경남, 부산)
- 호남 소아청소년 당뇨캠프 (해당 지역 : 광주, 전남, 전북)

당뇨병 관리 및 치료의 새로운 시도

1형 당뇨병을 더 쉽고, 더 정확하게 관리하거나 당뇨병을 완치하고자 하는 노력은 계속되고 있습니다. 일부의 방법은 현재 사용되고 있으나, 많은 경우가 아직 시험 단계로 바로 사용을 할 수는 없는 상태입니다. 지금의 바람직한 당뇨병 관리법에 충실하면서 더 좋은 당뇨병 관리의 방법이 실용화되기를 기대해 봅시다.

1) 혈당 측정기

채혈하지 않고 혈당을 측정할 수 있는 기계가 시판되어 있습니다. 글루코워치(glucowatch)는 손목에 시계처럼 찬 후 피부에서 혈당을 간접적으로 측정합니다. 연속 혈당 측정기(Continuous Glucose Monitoring System, CGMS)는 피하조직에 센서를 삽입하고, 센서는 1 ~ 5분마다 세포간질 포도당 농도를 측정하여 연속적으로 실시간 전송합니다. 저혈당이나 고혈당의 경보기능이 있어 위험을 예방하고 대처할 수 있으나, 기기의 정확한 사용을 위하여 직접 채혈하는 혈당 검사를 이용한 보정이 필요합니다. 이러한 기계들은 부피가 크고, 정확성이 떨어지며, 가격이 비싸 모든 개인이 보유하기 힘듭니다.

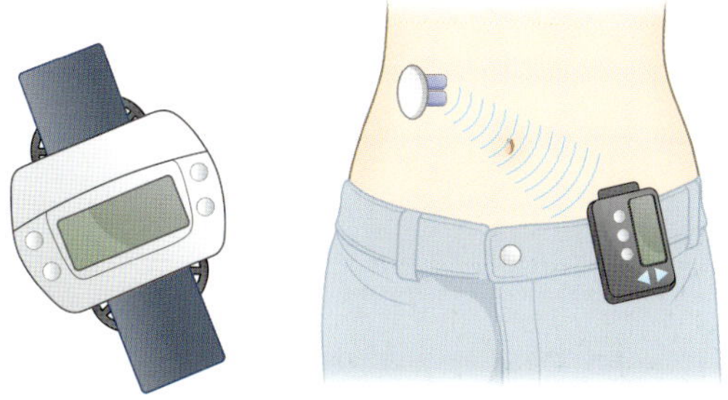

〈글루코와치(Glucowatch)와 연속 혈당 측정기〉

2) 새로운 인슐린 주입법 및 인공 췌장기

인슐린은 주사가 아닌 경구, 경피, 구강점막, 흡입을 통한 인슐린 투여에 관한 연구가 진행되고 있습니다. 구강 분무형이나 흡입형 인슐린은 아직까지는 주사제 인슐린과 동일한 효과를 기대하기 어렵습니다.

현재 사용하는 인슐린 펌프는 혈당 검사는 따로 하고, 사람이 펌프의 프로그램을 직접 조절하는 개방형 인슐린 펌프입니다. 최근에는 연속 혈당 측정시스템과 인슐린 펌프의 기능이 같이 있는 인슐린 펌프가 개발되었고, 복강 내에 인슐린 펌프를 이식하여 지속적인 혈당 측정 결과에 따라 인슐린을 공급하는 폐쇄형 인슐린 펌프도 연구 중입니다. 폐쇄형 인슐린 펌프는 우리 몸의 췌장과 유사한 기능을 할 수 있는 '인공 췌장기' 이지만 펌프 이식 수술과 배터리 교체를 위한 추가 이식 수술이 필요하며, 인슐린 주입 및 보존의 문제, 심장의 대혈관에 장기간 삽입되는 혈당 센서의 문제 등이 있습니다.

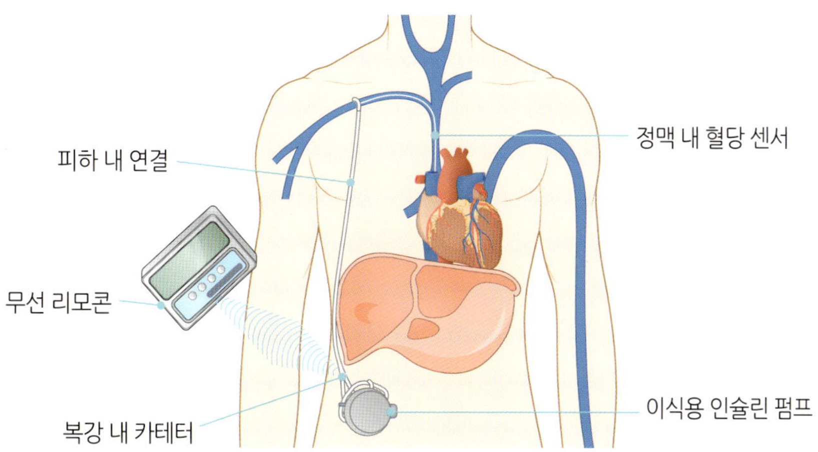

〈개방형 인슐린펌프와 폐쇄형 인슐린 펌프〉

3) 췌장 이식과 췌도세포 이식술

췌장 이식수술은 더 이상의 인슐린 투여없이 정상 혈당의 유지가 가능하여 기대되는 치료법이지만 수술의 위험성과 면역 억제제 투여에 따른 부작용의 문제가 있습니다. 췌장의 인슐린을 분비하는 췌도세포만을 선택적으로 분리하여 간 내에 이식하는 췌도세포 이식술은 췌장 이식수술에 비하여 시술이 간편하고 안전하나, 현재까지는 장기간에 걸친 성적이 좋지 않습니다. 그 외 골수 줄기 세포를 췌장의 베타세포로 분화시키거나 질병 초기 환자의 췌장의 베타세포 기능을 회복시키는 방법에 대한 연구 등도 진행 중입니다.

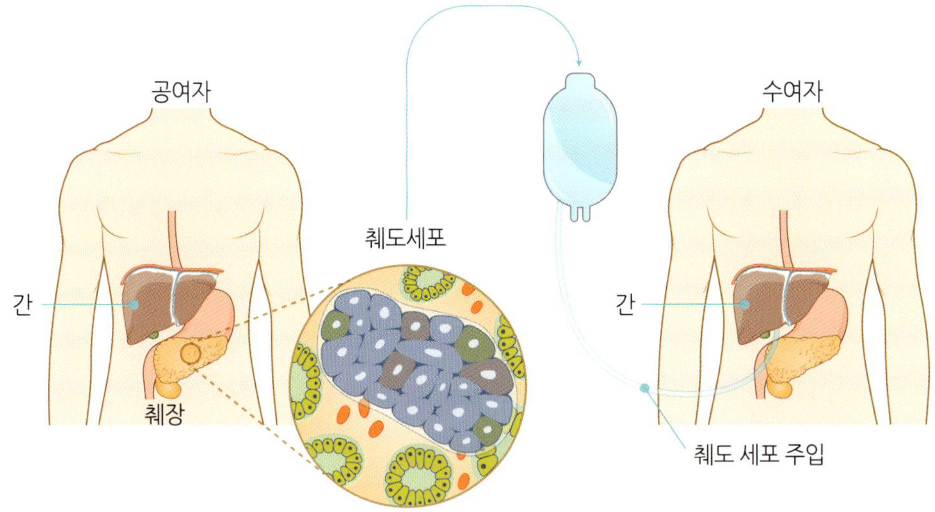

지금 하고 있는 당뇨병 관리를 소홀히 하여 합병증이 발생한다면, 새로운 치료법이 나오더라도 사용할 수 있는 기회를 얻지 못할 것입니다. 새로운 치료법이 가까운 미래에 나올 것이라는 희망을 가지고 현재의 검사와 치료에 최선을 다하도록 합니다.

부록

선생님께 드리는 글

선생님 안녕하세요? 저는 1형 당뇨병이 있는 ______________의 보호자입니다. 1형 당뇨병은 매일 인슐린 주사와 식이 요법, 운동으로 혈당을 정상치로 잘 유지하면 평생 정상인처럼 잘 생활할 수 있는 질환입니다. 학교에서 정기적으로 혹은 추가로 혈당 검사를 하거나 인슐린 주사를 맞는 경우가 있을 수 있어 이에 대해 미리 알려드리고자 합니다. 또한 예기치 못한 상황에서 의논할 연락처를 알려 드립니다. 동봉하는 자료는 1형 당뇨에 대한 전반적인 내용을 정리한 것이니 참고하여 주시면 고맙겠습니다.

이름 : ______________________

체중 : _________kg

현재 맞고 있는 인슐린 주사 종류 및 용량 :

현재 혈당검사를 혼자 할 수 있습니다(　　　) / 현재 인슐린 주사를 혼자 할 수 있습니다(　　　)

저혈당의 주된 증상 :

저혈당 증상이 있을 때에는 혈당 검사를 하게 해 주시고, 혈당이 _________mg 이하이면 바로 가방에 준비된 사탕(　　　개) 또는 음료수 (　　　개) 또는 (　　　)를 먹도록 해 주십시오.

고혈당의 주된 증상 :

혈당이 매우 높을 때는 물을 마시고 필요시 인슐린 주사를 맞도록 도와주시기 바랍니다.

응급상황에서는 다음 연락처로 바로 연락을 주시고, 병원으로 이송하게 되면 1형 당뇨병 환자임을 말씀해 주십시오.

보호자 1 성명 :	관계 :	연락처 :
보호자 2 성명 :	관계 :	연락처 :
보호자 3 성명 :	관계 :	연락처 :
다니는 병원명 :	담당 의사 :	연락처 :

______________보호자 올림

1. 당뇨병이란

당뇨병이란 체내에서 인슐린의 분비가 부족하거나, 분비된 인슐린이 몸 속에서 제대로 작용을 하지 못하여 고혈당을 초래하여 발생되는 질환으로, 1형과 2형 당뇨병으로 분류됩니다.

소아 및 청소년에서 주로 발생하는 1형 당뇨병은 자가면역성 질환으로 췌장의 인슐린을 분비하는 세포가 대부분 파괴되어 인슐린이 부족하여 발생합니다. 1형 당뇨병이 있으면 매일 최소한 2회 이상 인슐린을 주사해야 합니다. 1형 당뇨병은 전염되거나 감염되는 병이 아닙니다. 제대로 관리가 안 된다면, 성인이 되어 여러가지 합병증을 앓을 수도 있지만, 매일 규칙적인 혈당 검사를 통해 적절히 인슐린 주사를 맞고, 식이 요법과 적당한 운동으로 혈당을 적절하게 유지한다면 정상인처럼 생활할 수 있습니다. 1형 당뇨병을 가진 아이들도 다른 아이들처럼 모든 활동을 할 수 있고, 운동이나 놀이 활동에도 참여할 수 있습니다.

2. 당뇨병이 있을 때 발생할 수 있는 몇가지 응급 상황

1) 저혈당증

일반적으로 엄격하게 혈당 조절을 할수록 저혈당의 빈도가 높습니다. 저혈당이 발생하면 혈당을 높이기 위해 당분이 함유된 음식을 섭취하면 됩니다. 배고파하거나, 졸려하거나 두통을 호소하는 경우, 식은 땀을 흘리고 얼굴이 창백해지고 힘들어하는 경우, 이유없이 울거나, 고집을 피우는 등 평상시와 다르게 행동하는 경우 등이 저혈당 증상일 수 있습니다. 심해지면 자꾸 자려고 하며 깨워도 정신을 차리지 못하고 결국 경련이나 의식을 잃을 수도 있습니다. 나이가 어릴수록 증상을 느끼지 못해 갑자기 경련을 하거나 의식 장애가 올 수도 있습니다.

다음은 저혈당 증세가 나타날 때 대처 요령입니다.

우선 아동의 혈당을 체크해 주십시오. 혈당이 70 mg/dL 이하이면 저혈당이라고 보는데, 혈당 수치가 100 mg/dL이 약간 넘는 수치에도 이런 증상이 있다면 급격히 혈당이 떨어지는 과정에 저혈당 증세가 나타날 수 있으므로 간식을 먹을 수 있도록 합니다. 이 경우에는 집에서 보낸 저혈당 간식을 주거나, 주스 반 컵 정도, 사탕 등을 주시면 됩니다. 그리고 간식 후 15분 정도 지나면 혈당이 정상으로 회복되나 혈당검사를 다시 한번 해주시고 간식 후에도 여전히 혈당이 낮다면 약간의 간식을 더 먹인 후에 한번 더 혈당을 검사해 주십시오. 저혈당에서 회복된 후에도 수 분간 힘들어할 수 있으므로 필요시 휴식할 수 있도록 도와 주십시오. 만약 아동이 간식을 먹을 수 없는 상태이거나, 경련 또는 의식이 혼미한 상태이면 병원과 가정에 바로 연락을 주셔서 전문가의 처치를 받을 수 있도록 서둘러 주시기 바랍니다.

2) 고혈당증

혈당이 유난히 높은 경우는 아이가 인슐린 주사없이 식사나 간식을 많이 먹거나, 활동량이 너무 부족한 경우에 발생하는데, 저혈당과는 달리 혈당이 높다고 해서 응급 상황은 아닙니다. 고혈당이 지속되면 소변을 자주 보거나 배가 불편하다고 할 수 있는데, 이 경우 혈당을 검사해 주시면 좋습니다. 지속적으로 혈당이 높다면, 가정과 병원에서 인슐린 주사량을 조절하므로 가정으로 연락주시고 이에 대해 너무 걱정하시지 않으셔도 됩니다. 스스로 인슐린 주사를 할 수 있는 경우 고혈당에서 추가적으로 인슐린 주사를 하는 경우가 있으므로, 필요시 주사를 할 수 있도록 도와주시기 바랍니다. 혈당이 250 mg/dL가 넘는 상태가 지속되면서 힘들어 하면 가정으로 연락 주시기 바랍니다.

3. 선생님께 부탁드리는 사항들

1) 혈당 검사

당뇨병을 관리하기 위해서는 하루 수 회의 혈당 검사가 필요합니다. 검사를 하지 않고 혈당을 예측하는 것이 쉽지 않아 약간의 혈액으로 작은 기계를 통해 혈당을 재서 고혈당이나 저혈당을 예방하여야 합니다. 혈당 검사는 공복(식전)과 필요시 식후 2시간에 하는데, 시간을 놓친 경우에도 혈당을 검사 할 수 있도록 도와주십시오.

2) 생일 파티 등 행사

생일 파티나 행사로 과자나 케익을 먹는 경우가 있습니다. 이 경우에 가능한 당분이 적은 간식을 먹도록 해주시는 것이 좋으나, 그러기 힘든 경우 다른 아이들이 먹는 간식을 같이 먹고 추가 인슐린 주사를 맞을 수 있습니다. 관련하여 필요한 경우 연락을 주시면 감사하겠습니다.

3) 체육, 활동 시간

당뇨병이 있다고 해서 운동 능력이 떨어지지 않으며, 친구들과 같이 운동을 하는 데에 제한을 받지 않습니다. 그러나, 어린 아이들의 경우, 자기가 좋아하는 것에 몰두할 때 저혈당 증세를 못 느끼는 경우도 있을 수 있으므로, 혈당에 따라서 운동 전에 간식을 할 수 있도록 해 주시고 운동시간이 긴 경우에는 운동 중간이나 마치고 난 후, 꼭 혈당 검사를 하도록 격려해 주시기 바랍니다.

4) 단체 이동을 할 때

버스에 동승하시는 선생님께서 사탕 등 저혈당 간식을 갖고 계시면 아동에게 저혈당이 생겼을 때 잘 대처하도록 도와주실 수 있습니다. 그리고 선생님이 같이 타지 못 하시는 경우, 버스 기사님에게도 아동에 대한 설명을 미리 해 주셔서 저혈당이 의심될 때 적절한 처치를 할 수 있도록 해주시기 바랍니다.

1형 당뇨병은 차별 대우나 특별 대우가 필요한 심각한 병도 아니고, 단체 생활에 큰 지장을 주는 병도 아닙니다. 하지만 가끔 일어날 수 있는 저혈당을 막기 위해 혈당을 검사하거나, 간식을 먹을 수 있게 배려해 주시는 것은 아이에게 매우 중요합니다. 또한 다른 아이들과 달리 혈당 검사를 하거나 인슐린 주사를 하는 것이 친구들에게 이상하게 보일 수 있고, 그로 인해 아동이 상처를 받을 수 있으므로 선생님께서 친구들이 잘 이해할 수 있도록 설명해 주시면 감사하겠습니다.

선생님의 많은 관심과 도움, 부탁드립니다.

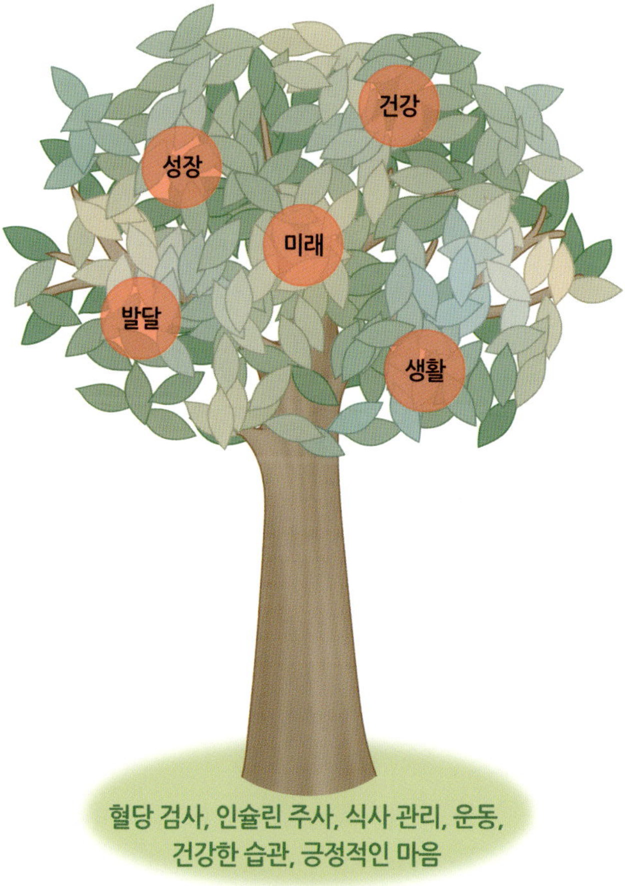

건강한 생활을 위해 알아야 할 것

다음은 당뇨병이 있으면서 건강하게 지내기 위해 알아야 할 내용입니다.

기본 교육이 끝난 후 스스로 점검해 보시고, 잘 모르는 것이 있으면 병원의 담당 선생님께 문의하세요. 또 매년 스스로 반복하여 점검해서 잊은 것이 있는지 확인해 보세요.

	모두 알아야 할 내용	본인	보호자
1	당뇨병이 무엇인지를 안다.		
2	나의 당뇨병의 종류를 안다.		
3	왜 당뇨병 관리를 하는지를 안다.		
4	인슐린이 무엇인지를 안다.		
5	내가 사용하는 인슐린의 종류 및 작용시간을 안다.		
6	인슐린 주사 부위를 안다.		
7	언제 혈당 검사를 하는지 안다.		
8	혈당 검사를 하는 방법을 안다.		
9	나의 목표 혈당을 알고 있다.		
10	저혈당의 기준치를 안다.		
11	저혈당 증상을 안다.		
12	저혈당관리법을 안다.		
13	혈당을 기록하는 이유를 알고 있다.		
14	당화혈색소 (Hb_{A1c})의 의미를 알고 있다.		
15	나의 목표 당화혈색소를 안다.		
16	인슐린 주사를 안 맞았을 때 생기는 일을 안다.		
17	아플 때 주의점을 안다.		
18	언제 케톤 검사를 하는지를 안다.		
19	혈당이 올라가는 상황을 안다.		
20	운동이 혈당에 미치는 영향을 안다.		
21	운동 시 주의사항을 안다.		
22	나에게 적당한 운동량과 종류를 안다.		
23	건강한 식사가 어떤 것인지를 안다.		

24	나의 하루 권장 섭취량을 안다.		
25	6가지 식품군을 안다.		
26	탄수화물이 많이 든 식품이 무엇인지를 안다.		
27	외식 시 주의사항을 안다.		
28	간식 먹을 때 고려할 점을 안다.		
29	퇴원 후 정기적인 진료의 필요성을 안다.		
30	어느 경우 응급실에 가야 하는지를 안다.		
31	학교생활에서 주의할 점을 안다.		
32	합병증이 무엇인지를 안다.		
33	당뇨병이 있더라도 건강할 수 있다는 것을 안다.		
34	당뇨병 캠프에 대해 안다.		
	인슐린 2회 주사법		
1	두 가지 인슐린을 혼합하는 방법을 안다.		
2	저녁 식전 혈당이 높을 때 인슐린 조절법을 안다.		
3	점심 식전 혈당이 높을 때 인슐린 조절법을 안다.		
4	잠자기 전 혈당이 높을 때 인슐린 조절법을 안다.		
5	아침 식전 혈당이 높을 때 인슐린 조절법을 안다.		
6	언제 새벽 혈당 검사를 해야 하는지를 안다.		
7	추가로 인슐린을 투여할 때의 방법과 주의점을 안다.		
	인슐린 다회 주사법		
1	탄수화물 계산을 할 수 있다.		
2	혈당 지수가 무엇인지를 안다.		
3	기저 인슐린 조절법을 안다.		
4	인슐린-탄수화물 비를 이용한 식사 인슐린 조절 방법을 안다.		
5	추가로 인슐린을 투여할 때의 방법과 주의점을 안다.		
6	정확한 펜 주사기 사용법을 안다.		

6가지 식품군의 교환단위표

1) 곡류군

(당질 23 g, 단백질 2 g, 열량 100 kcal)

식품명	1 교환량	
	무게(g)	목측량
쌀 밥	70	1/3공기(소)
보리밥		
백 미	30	3큰술
현 미		
찹 쌀		
보리(쌀보리)		
미싯가루	30	1/4컵(소)
밀가루		5큰술
율 무	30	3큰술
차수수		
팥(붉은 것)		
녹말가루	30	5큰술
송편(깨)	50	
모닝빵	35	중 1개
바게트빵		중 2쪽
식 빵		1쪽(11 × 10 × 1.5 cm)
오트밀	30	

식품명	1 교환량	
	무게(g)	목측량
가래떡	50	썰은 것 11 ~ 12개
시루떡		3개(3 × 4 × 1 cm)
인절미		3개(3 × 2.5 × 1.5 cm)
삶은국수	90	1/2 공기(소)
마른국수	30	검지 1개 굵기
메밀국수	30	
냉면(마른것)		
도토리묵	200	1/2 모(6 × 7 × 4.5 cm)
녹두묵	200	
감 자	140	중 1개
고구마	70	중 1/2개
토 란	140	
찰옥수수(생것)	70	1/2개
콘플레이크	30	3/4컵
밤(생것)	60	대 3개
은행		1/3컵
크래커	20	5개

2) 어육류군

저지방 어육류군

(단백질 8 g, 지질 2 g, 열량 50 kcal)

식품명	1 교환량	
	무게(g)	목측량
닭고기(껍질제외)	40	소 1토막 (탁구공 크기)
닭 간	40	소 1토막 (탁구공 크기)
돼지고기(살코기)	40	소 1토막 (탁구공 크기)
소고기(사태, 홍두깨)	40	소 1토막 (탁구공 크기)
소 간◑	40	소 1토막 (탁구공 크기)
개고기	40	소 1토막 (탁구공 크기)
토끼고기	40	소 1토막 (탁구공 크기)
칠면조(껍질제거)	40	소 1토막 (탁구공 크기)
육 포	15	1장(9 × 6 cm)
가자미	50	소 1토막
광 어	50	소 1토막
대 구	50	소 1토막
동 태	50	소 1토막
병 어	50	소 1토막
복 어	50	소 1토막
연 어	50	소 1토막
조 기	50	소 1토막
참도미	50	소 1토막
참 치	50	소 1토막
홍 어	50	소 1토막

식품명	1 교환량	
	무게(g)	목측량
건오징어채◑	15	
굴 비	15	1/2토막
멸치(잔 것)	15	1/4컵(소)
뱅어포	15	1장
북 어	15	1/2토막
쥐치포	15	1/2개
어묵(튀긴 것)	50	1장(15.5 × 10 cm)
젓갈(명란, 창란)◑	40	
물오징어◑	50	몸통 1/3등분
새우(중하)◑	50	3마리
꽃 게	70	소 1마리
굴	70	1/3컵(소)
낙 지	100	1/2컵(소)
멍 게	70	1/2컵(소)
미더덕	100	3/4컵(소)
문 어◑	70	1/3컵(소)
전 복◑	70	소 2개
조개살	70	1/3컵(소)
해 삼	200	1 1/3컵(소)
홍 합	70	1/3컵(소)

◑ 콜레스테롤이 많은 식품

중지방 어육류군

(단백질 8 g, 지질 5 g, 열량 75 kcal)

식품명	1 교환량	
	무게(g)	목측량
돼지고기(안심)	40	
소고기(등심, 안심)		로스용 1장(12 × 10.3 cm)
소곱창◑		
햄(로스)		2장(8 × 6 × 0.8 cm)
고등어	50	소 1토막
꽁 치		
도루묵		
민 어		
삼 치		
임연수어		
장 어◑	50	소 1토막
전갱어		
청 어		
갈 치		
계 란◑	55	중 1개
메추리알◑	40	5개
검정콩	20	2큰술
두 부	80	1/5모(420 g 포장두부)
순두부	200	1/2봉(지름 5 × 10 cm)
연두부	150	1/2개

◑ 콜레스테롤이 많은 식품

고지방 어육류군

(단백질 8 g, 지질 8 g, 열량 100 kcal)

식품명	1 교환량	
	무게(g)	목측량
소갈비★	40	1토막
닭고기(껍질포함)★		닭다리 1개
돼지족, 돼지머리, 삼겹살★		
소꼬리★		
런천미트★		5.5 × 4 × 1.8 cm
프랑크 소세지★		1 1/3개
참치 통조림	55	1/3컵(소)
고등어 통조림	40	
꽁치 통조림	20	
뱀장어◑	80	소 1토막
치 즈	200	1.5장
유 부	150	5장(초밥용)

◑ 콜레스테롤이 많은 식품

★ 포화지방산이 많은 식품

3) 채소군

(당질 3 g, 단백질 2 g, 열량 20 kcal)

<table>
<tr><th rowspan="2">식품명</th><th colspan="2">1 교환량</th></tr>
<tr><th>무게(g)</th><th>목측량</th></tr>
<tr><td>가지</td><td>70</td><td>지름 3 cm × 길이 10 cm</td></tr>
<tr><td>깻잎</td><td>40</td><td>20장</td></tr>
<tr><td>고구마줄기</td><td rowspan="2">70</td><td>익혀서 1/3컵</td></tr>
<tr><td>고사리(삶은것)</td><td>1/3컵</td></tr>
<tr><td>고추잎</td><td>70</td><td></td></tr>
<tr><td>깍두기</td><td>50</td><td>10개(1.5 cm 크기)</td></tr>
<tr><td>배추김치</td><td rowspan="6">70</td><td></td></tr>
<tr><td>근대</td><td rowspan="2">익혀서 1/3컵</td></tr>
<tr><td>냉이</td></tr>
<tr><td>달래</td><td></td></tr>
<tr><td>단무지</td><td></td></tr>
<tr><td>당근@</td><td>대 1/3개 또는 4 × 5 cm</td></tr>
<tr><td>더덕</td><td rowspan="2">40</td><td></td></tr>
<tr><td>도라지@</td><td></td></tr>
<tr><td>두릅</td><td>70</td><td></td></tr>
<tr><td>마늘쫑</td><td>40</td><td>3개(6.5 ~ 7 cm)</td></tr>
<tr><td>무</td><td>70</td><td></td></tr>
<tr><td>무우말랭이</td><td>7</td><td>불려서 1/3컵</td></tr>
<tr><td>무청, 삶은것</td><td rowspan="2">70</td><td></td></tr>
<tr><td>미나리</td><td>익혀서 1/3컵</td></tr>
<tr><td>느타리버섯(생것)</td><td rowspan="4">50</td><td>7개(8 cm)</td></tr>
<tr><td>양송이버섯(생것)</td><td>3개(지름 4.5 cm)</td></tr>
<tr><td>표고버섯(생것)</td><td>대 3개</td></tr>
<tr><td>당근주스</td><td>1/4컵(소)</td></tr>
</table>

<table>
<tr><th rowspan="2">식품명</th><th colspan="2">1 교환량</th></tr>
<tr><th>무게(g)</th><th>목측량</th></tr>
<tr><td>부추</td><td rowspan="2">70</td><td>익혀서 1/3컵</td></tr>
<tr><td>상추</td><td>소 12장</td></tr>
<tr><td>숙주</td><td>70</td><td>익혀서 1/3컵</td></tr>
<tr><td>쑥</td><td rowspan="7">70</td><td rowspan="3">익혀서 1/3컵</td></tr>
<tr><td>쑥갓</td></tr>
<tr><td>시금치</td></tr>
<tr><td>아욱</td><td></td></tr>
<tr><td>양배추</td><td></td></tr>
<tr><td>양상추</td><td></td></tr>
<tr><td>양파</td><td></td></tr>
<tr><td>연근@</td><td>40</td><td>썰은 것 5쪽</td></tr>
<tr><td>열무</td><td rowspan="2">70</td><td></td></tr>
<tr><td>오이</td><td>중 1/3개</td></tr>
<tr><td>우엉@</td><td>40</td><td></td></tr>
<tr><td>죽순(생것)</td><td rowspan="8">70</td><td></td></tr>
<tr><td>참나물</td><td></td></tr>
<tr><td>콩나물</td><td></td></tr>
<tr><td>풋고추</td><td>중 7 ~ 8개</td></tr>
<tr><td>풋마늘</td><td></td></tr>
<tr><td>피망</td><td>중 2개</td></tr>
<tr><td>애호박</td><td>6.5 × 2.5 cm, 중 1/3개</td></tr>
<tr><td>치커리</td><td></td></tr>
<tr><td>김</td><td>2</td><td>1장</td></tr>
<tr><td>미역(생것)</td><td>70</td><td></td></tr>
</table>

@ 당질을 6 g 이상 함유하고 있으므로 주의하여야 할 채소

4) 지방군

(지질 5 g, 열량 45 kcal)

식품명	1 교환량	
	무게(g)	목측량
콩기름	5	1작은 술
들기름		
참기름		
옥수수기름		
올리브유◆		
버터★		
마요네즈		
사우전드드레싱	10	2작은 술

식품명	1 교환량	
	무게(g)	목측량
베이컨	8	1조각
땅콩◆		8개
아몬드◆		7개
피스타치오◆		10개
해바라기씨		1큰 술
호두		중 1.5개
잣		1큰 술
참깨		

★ 포화지방산이 많은 식품

◆ 단일불포화지방산이 많은 식품

5) 우유군

① 일반우유군 (당질 10 g, 단백질 6 g, 지질 7 g, 열량 125 kcal)

식품명	1 교환량	
	무게(g)	목측량
일반우유	200	1컵(1팩)
두유(무가당)		
전지분유	25	5큰 스푼
조제분유		

② 저지방우유군(당질 10 g, 단백질 6 g, 지질 2 g, 열량 80 kcal)

식품명	1 교환량	
	무게(g)	목측량
저지방우유(2%)	200	1컵(1팩)

6) 과일군

(당질 12 g, 열량 50 kcal)

식품명	1 교환량	
	무게(g)	목측량
감(단감)	50	중 1/3개
감(연시, 홍시)	80	소 1개, 대 1/2개
귤	120	중 1개
한라봉	100	
말린 대추	15	5개
생 대추	50	
딸기	150	중 7개
메론(머스크)	120	
바나나	50	중 1/2개
배	110	대 1/4개
복숭아(황도)	150	중 1/2개
복숭아(천도)	150	소 2개
사과(후지)	80	중 1/3개
사과주스	100	1/2컵(소)
살구	150	

식품명	1 교환량	
	무게(g)	목측량
수박	150	중 1쪽
앵두	150	
오렌지	100	대 1/2개
오렌지주스(무가당)		1/2컵(소)
자두	150	특대 1개
자몽	150	중 1/2개
참외	150	중 1/2개
방울토마토	300	
키위	80	중 1개
토마토	350	소 2개
토마토주스	100	1/2컵(소)
파인애플	200	
파인애플주스	100	1/2컵(소)
포도(캠벨)	80	19개
포도(거봉)		11개

출처 : 대한당뇨병학회 당뇨병 식품교환표 활용지침 제 3판

간식과 외식에서의 영양구성

1) 간식의 영양 정보

간식 영양정보

식품	단위 당		영양소						비고
	중량 (g)	열량 (kcal)	탄수화물	단백질	지방	나트륨	콜레스테롤	포화지방	
강정, 쌀엿강정	5	19	5	0	0	5	×	×	1조각, 가로 4 cm × 세로 2 cm ×높이 2 cm
나쵸	100	366	37	5	22	514	4	5	
머핀	90	212	41	7	2	418	4	4	1개, 지름 9 cm × 높이 7 cm
약식	60	155	33	2	2	114			가로 6 cm × 세로 4 cm × 높이 2 cm
찹쌀떡	60	142	30	3	1	97			1개, 지름 5 cm × 높이 3 cm
치즈케이크	70	225	18	4	16	145	39	7	
팥빵	86	252	45	7	5	144			1개, 지름 10 cm × 높이 2 cm
핫도그	80	198	15	8	12	547	36	4	611개, 지름 3 cm × 세로 13 cm
호떡	70	326	55	6	9	174			1장, 지름 12 cm × 높이 1 cm
카스텔라	90	291	50	6	8	95	92		1개, 가로 10 cm × 세로 8 cm × 높이 4 cm
베이글	70	195	37	7	1	354	17	0	1개, 지름 12 cm × 높이 3 cm
도우넛, 케익	65	244	39	5	8	104	24	2	
초코파이	35	153	22	2	7	73	2	2	1개, 지름 7 cm × 높이 2 cm
쿠키류	30	140	21	2	6	105			
아이스크림	70	130	17	2	6	65	31	5	
스넥과자(새우)	30	157	18	2	9	122	0	1	
샤베트	75	95	22	1	1	10	0	1	

유제품 영양정보

제품명	포장 단위 각 1개(g)	열량 (kcal)	당질 (g)
한국야쿠르트	65	50	11
야쿠르트 에이스	80	55	13
요플레(딸기) 100	100	110	17
요델리퀸(딸기)	100	115	20
슈퍼100 프리미엄 화이트	100	85	13
슈퍼100 프리미엄 딸기	100	100	17
떠먹는 불가리스	100	110	17

제품명	포장 단위 각 1개(g)	열량 (kcal)	당질 (g)
뿌요(딸기, 사과)	100	70	10
쿠퍼스	140	110	19
요하임	150	135	26
윌	150	150	23
메치니코프 사과	150	155	26
딸기 우유(서울우유)	200	130	21
검은콩 우유(서울우유)	180	110	15

음료 영양정보

제품명	포장 단위 1캔(mL)	열량 (kcal)	당질 (g)
코카콜라	250	110	26
코카콜라 라이트	250	0	0
코카콜라 제로	250	0	0
아침햇살	180	95	11
암바사	250	130	32
파워에이드	240	70	18
포카리스웨트	245	65.3	14.7
비락 식혜	238	130	25
레몬아이스티	240	88	22
칠성 사이다	250	110	21

제품명	포장 단위 1캔(mL)	열량 (kcal)	당질 (g)
오리지날 믹스(한국네슬레)	12	55	9
카프치노 모카(한국네슬레)	16	69	12
디카페인(한국네슬레)	12	55	9
카페라떼(동서맥심)	15	67	7
맥심 부드러운 블랙(동서맥심)	4	0	2
카페라떼(starbucks)	237	110	8
화이트초콜릿 모카(starbucks)	237	270	30
카페 아메리카노(starbucks)	237	5	0
델몬트 스카시 오렌지	180	90	19
옥수수 수염차	180	0	0

2) 외식의 영양 정보

열량별 외식 종류 (1인분 기준)

열량(kcal)	음식명
250 ~ 300	녹두전, 야채죽
300 ~ 350	불고기(밥 없이 1인분), 생등심, 고기만두, 김치만두, 해물파전, 영양죽
350 ~ 400	김치전, 김밥, 전복죽
400 ~ 450	된장찌개, 청국장찌개, 낙지볶음, 생선초밥, 장어날치알밥, 수제비
450 ~ 500	김치찌개, 순두부찌개, 비빔냉면, 회냉면, 보쌈, 추어탕, 설렁탕, 진곰탕, 내장탕, 돼지갈비, 쇠고기국밥, 대구탕, 메밀국수, 기스면, 탕수육, 장터국수
500 ~ 550	야채비빔밥, 물냉면, 불낙전골, 육개장, 회덮밥, 유부초밥, 라면
550 ~ 600	비빔밥, 닭볶음, 양념갈비구이, 갈비찜, 삼겹살, 짬뽕, 떡만두국, 돌냄비우동
600 ~ 650	꼬리곰탕, 김치볶음밥, 카레라이스, 칼국수
650 ~ 700	자장면, 오므라이스
700 ~ 750	갈비탕, 일식도시락, 볶음밥
800 ~ 850	삼계탕
850 ~ 900	안심스테이크, 생선까스, 햄버그스테이크
950 ~ 1000	돈까스
1050 ~ 1100	정식

음식별 영양정보

한 식			식품군 교환단위 수						영양 성분			
번호	식품명	주재료	곡류군	어육군류			채소군	지방군	열량	탄수화물	단백질	지방
				저지방	중지방	고지방			(kcal)	(g)	(g)	(g)
1	김치찌개	밥, 돼지고기, 두부, 김치	3		1.5		2	0.5	475	75	22	11
2	된장찌개	밥,두부, 애호박, 양파, 풋고추	3		1		1		445	72	16	5
3	비빔밥	밥, 쇠고기, 계란, 도라지, 시금치, 콩나물, 애호박, 당근, 참기름, 고추장	3	0.5	1		2	2	550	75	22	16
4	물냉면	메밀면(건) 90 g, 양지 40 g, 계란, 오이, 무, 육수	3		1.5		1		514	76	23	17
5	비빔냉면	메밀면(건) 90 g, 양지 20 g, 계란, 오이, 무, 참기름, 다대기 양념	3		1		1.5	1	450	74	17	10
6	낙지볶음	밥, 낙지 150 g, 애호박, 양파, 고추장	3	1.5			1		445	84	20	3
7	삼계탕	찹쌀 30 g, 영계 1마리(400 g), 깐밤, 인삼, 대추, 마늘	1.5			6.5			800	35	55	52
8	갈비찜	쇠갈비 200 g, 단호박 40 g, 인삼, 무, 잣				5	2	0.5	595	13	44	43
9	불고기	쇠등심150 g, 양파, 참기름			4		0.5	0.5	333	2	33	23
10	삼겹살	삼겹살 200 g, 상추, 깻잎, 풋고추, 참기름				5	1	1	565	3	42	45

일식			식품군 교환단위 수						영양 성분			
번호	식품명	주재료	곡류군	어육군류			채소군	지방군	열량	탄수화물	단백질	지방
				저지방	중지방	고지방			(kcal)	(g)	(g)	(g)
1	생선초밥	밥, 광어 40 g, 연어 40 g, 도미 20 g	3	2					440	79	22	4
2	회덮밥	밥, 참치150 g, 상추, 양배추, 오이, 고추장	3	3			1	0.5	523	79	32	9
3	유부초밥	밥, 유부, 설탕, 흑임자	3			1.5		1	515	74	18	17
4	모밀국수 (양념장포함)	메밀면(삶) 400 g	4.5						450	104	9	0

중식			식품군 교환단위 수						영양 성분			
번호	식품명	주재료	곡류군	어육군류			채소군	지방군	열량	탄수화물	단백질	지방
				저지방	중지방	고지방			(kcal)	(g)	(g)	(g)
1	자장면	중국국수(삶) 300 g, 감자, 돼지고기, 양배추, 양파, 식용유	4		0.5		2	4	658	98	16	23
2	짬뽕	중국국수(삶) 300 g, 오징어, 새우살, 조개살, 배추, 청경채, 버섯, 양파	3.5	2			2.5	2	590	88	28	14
3	탕수육	돼지고기 80 g, 전분, 당근, 오이, 양파, 피망	1	2			0.5	4	470	35	19	24
4	볶음밥	밥 250 g, 돼지고기, 계란, 당근, 양파, 피망, 식용유, 자장소스	3.5	0.5	1		1.5	5	705	85	22	31

양식			식품군 교환단위 수						영양 성분			
번호	식품명	주재료	곡류군	어육군류			채소군	지방군	열량	탄수화물	단백질	지방
				저지방	중지방	고지방			(kcal)	(g)	(g)	(g)
1	돈까스	밥 100 g, 스프(건), 감자, 돼지고기, 계란, 양배추, 오이, 당근, 브로콜리, 드레싱	4.5	2.5	0.5		1.5	7	958	108	36	43
2	안심 스테이크	밥 100 g, 스프(건), 감자, 쇠고기, 배추, 오이, 당근, 브로콜리	3.5		4		1.5	4	860	85	42	40
3	햄버그 스테이크	밥 100 g, 스프(건), 감자 120 g, 쇠고기, 돼지고기, 계란, 양배추, 오이, 드레싱	3.5		4		1.5	4	860	85	42	40
4	오므라이스	밥 250 g, 쇠고기, 계란, 당근, 피망, 양파	3.5		1.5		2	4	683	87	23	28
5	카레라이스	밥, 카레가루, 감자130 g, 돼지고기, 당근, 피망, 양파	4.5		1		1.5	1	600	108	20	10

분식			식품군 교환단위 수						영양 성분			
번호	식품명	주재료	곡류군	어육군류			채소군	지방군	열량	탄수화물	단백질	지방
				저지방	중지방	고지방			(kcal)	(g)	(g)	(g)
1	칼국수	칼국수(건) 150 g, 쇠양지 30 g, 호박, 양파, 참기름	5		1		0.5	0.5	608	117	19	8
2	고기만두	밀가루 60 g, 돼지고기 40 g, 무, 숙주, 부추, 식용유	2		1		2	0.5	338	52	16	8
3	떡 만두국	가래떡150 g, 밀가루, 돼지고기, 두부, 김치, 숙주, 부추, 양파, 참기름	4		1		3	1	560	98	20	10
4	김밥	밥, 계란, 맛살, 시금치, 단무지, 당근, 식용유	3		0.5		1	0.5	380	72	12	5
5	라면	라면120 g	3.5					3.4	503	81	7	17
6	돌냄비 우동	우동국수 250 g, 떡, 새우, 어묵 60 g, 계란 반개	4		2				550	92	24	10

죽식			식품군 교환단위 수						영양 성분			
번호	식품명	주재료	곡류군	어육군류			채소군	지방군	열량	탄수화물	단백질	지방
				저지방	중지방	고지방			(kcal)	(g)	(g)	(g)
1	전복죽	쌀 90 g, 전복, 참기름	3	1				1	395	69	14	7
2	야채죽	쌀 60 g, 부추, 표고, 시금치, 참기름	2				1	1	265	49	6	5
3	영양죽	쌀 30 g, 찹쌀 60 g, 인삼, 당근, 피망, 양파, 잣	3				1	0.5	343	72	8	3

패스트푸드 영양정보

식품명	중량(g)	식품군 교환단위 수						열량 (kcal)	탄수화물(g)	단백질 (g)	지방 (g)
		곡류군	저지방	중지방	고지방	채소군	지방군				
햄버거	100	1.5		1.0			1.0	270	35	11	10
치즈버거	120	1.5		1.0	0.7		1.0	340	35	17	16
불고기버거	150	2.0		1.0	0.5		1.5	393	46	16	17
새우버거	160	2.0	2.0				2.5	413	46	20	17
치킨버거	170	2.0	2.5				3.5	483	46	24	23
후렌치후라이 (regular)	90	1.5					3.0	285	35	3	15
콘샐러드	100	1.0					2.0	190	23	2	10
치킨1조각	105	0.3	2.0	1.0			2.0	295	7	25	19
치킨텐더2조각	65	0.5	1.5				1.0	170	12	13	8
치킨핫윙2조각	70	0.2	2.0				2.0	210	5	16	14
피자regular 1조각	90	1.3		0.2	0.3	0.2	1.0	224	31	7	8
피자large 1조각	115	1.7		0.5	0.3	0.2	1.0	287	40	10	10

출처 : 대한당뇨병학회 당뇨병 식품교환표 활용지침 제 3판

건강보험 제 1형 당뇨병환자 시험지 지원 세부기준

구분	세부기준
① 대상자 기준	가. 적절한 혈당 조절을 위해 인슐린투여가 반드시 필요한 경우 나. 다음의 조건 중 하나 이상을 가지고 있는 경우 (1) 혈중 씨펩타이드(c-peptide) 수치가 기저치 0.6 ng/mL 이하, 경구 포도당 섭취자극 (또는 글루카곤 주사, 식사 후 등) 후 1.8 ng/mL 이하 또는 24시간 소변 씨펩타이드(C-peptide) 수치가 30 μg/24시간 미만인 경우 (2) 최초 진단 시 당뇨병성 케톤산증(DKA)의 병력, 글루타민산 탈탄산 효소(anti-GAD antibody) 등 췌도 또는 인슐린 등에 대한 자가 항체 양성인 경우 * 단, 위의 조건에 해당된다 할지라도 제2형 당뇨병 환자는 제외한다.
② 대상자 등록	건강보험 제 1형 당뇨병환자로 건강보험공단에 등록 조치 · 등록신청서는 내과 전문의, 소아청소년과 전문의가 발행
③ 확진 및 처방 권한	내과·소아청소년과 전문의
④ 기준 금액	혈당검사지 1개당 300원
⑤ 지원 기준, 처방 기간	1일 당 최대 4개의 범위 내, 처방기간은 1회 90일 이내
⑥ 보험자 부담율	보험자 부담 80%, 환자 본인부담 20% · 기준금액 미만으로 구입시 구입금액의 80%, 기준금액 이상으로 구입할 경우 기준 금액의 80%지원
⑦ 판매 업소	시군구 보건소에 의료기기판매업소로 신고된 업소로서, 건강보험공단에 등록한 의료기기판매업소

바르고 쉽게 관리하는

소아당뇨병

첫째판 1쇄 발행	2013년 5월 25일
첫째판 2쇄 발행	2014년 10월 06일
첫째판 3쇄 발행	2018년 4월 24일
첫째판 4쇄 발행	2019년 8월 16일
첫째판 5쇄 인쇄	2021년 2월 01일
첫째판 5쇄 발행	2021년 2월 08일
첫째판 6쇄 발행	2025년 1월 21일

지 은 이	대한소아내분비학회
발 행 인	장주연
출 판 · 기 획	군자기획부
편 집 디 자 인	군자편집부
표 지 디 자 인	군자표지부
발 행 처	군자출판사(주)
	등록 제4-139호(1991. 6. 24)
	본사 (10881) **파주출판단지** 경기도 파주시 1234회동길 338(서패동 474-1)
	전화 (031) 943-1888 팩스 (031) 955-9545
	홈페이지 | www.koonja.co.kr

ISBN 978-89-6278-743-6

정가 12,000원